シニアのための口腔ケア

いつでもどこでも

ブクブクうがい

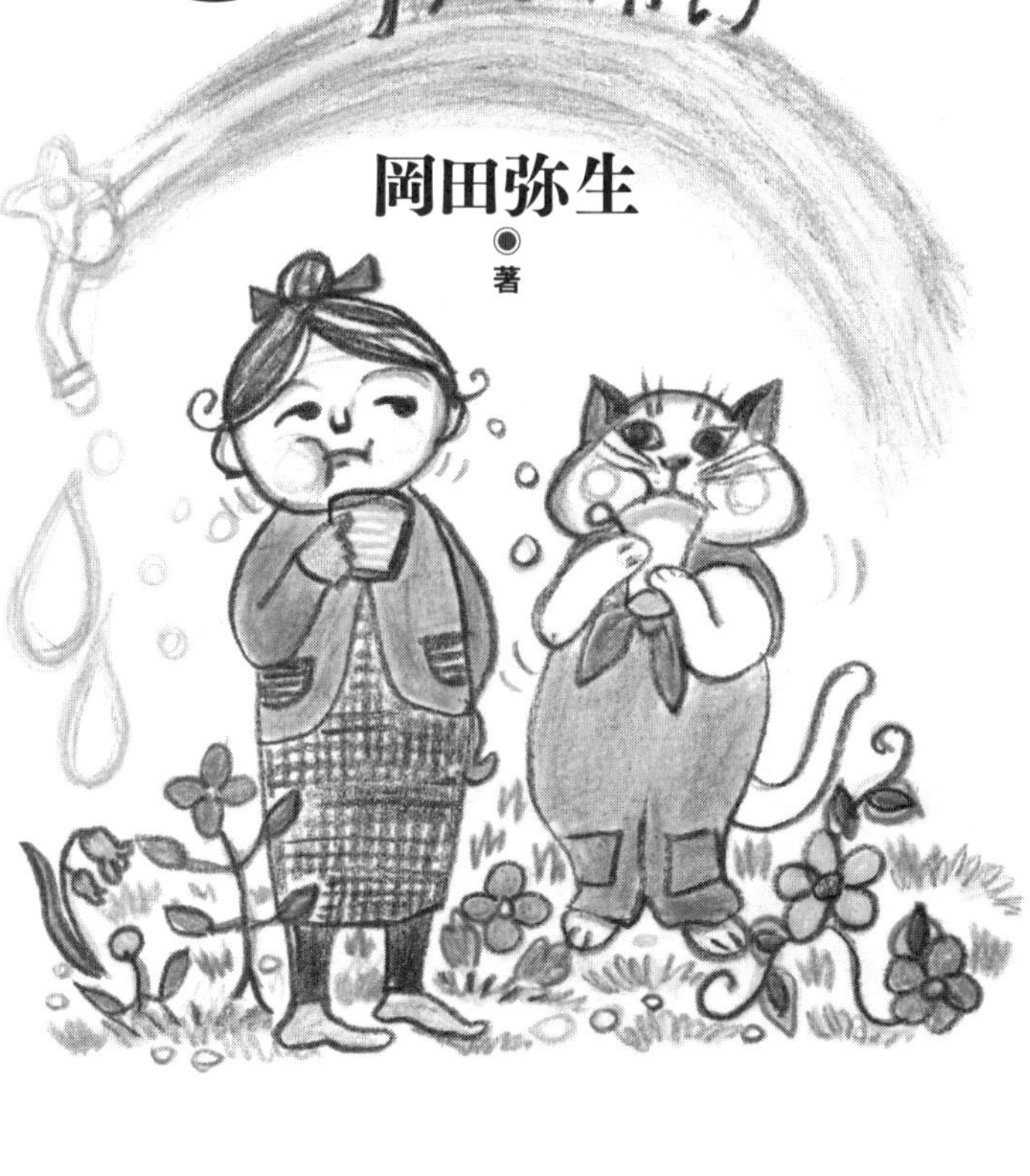

岡田弥生◉著

梨の木舎

はじめに　この本をお読みになるあなたへ

歯科医としては異端、だからこそお伝えしたいのです。通常の歯科治療を10余年経験した後、保健所に入り（ここでも異端でしたが）、歯科医療をピンからキリまで見ました。一方で、患者の望みも多種多様、誤解や過信もあると感じました。歯科医院のセールストークに引っかかるくらいなら行かないほうが良い、でも、あなたにとって行く価値のある歯科医院を早く見つけて、歯を大切にしてほしいのです。

歯医者も配偶者も、取り換えれば幸せになるとは限らないし、なしでも生きていけます。しかし､歯には生涯添い遂げてほしいものです。歯との、歯科医院とのパートナーシップを、ずっと考えてきました。共に生きる。一生、自分の歯と共に、常在菌と共に。歯とも歯医者とも折り合いをつけてうまく付き合っていきたいものです。自分の歯に、身体に責任を持ち、労《いた》わり慈《いつく》しんで欲しいと思います。

歯科医なら皆同じという建前で、保険診療や行政サービスは成り立っています。ある程度は同じでないと困りますが、腕の良い歯科医と、そうでない歯科医と、いろいろです。集団検診の利権構造を変えたくて、利権社会に一石を投じるつもりで起業しましたが、世の中を変えるのは難しいと痛感しています。

人生で後戻りはできない、過去には戻れないのだから、今ここから始めるしかありません。元気だった親の介護が降りかかってくるのもシニア世代です。全く縁がなかった医療や介護の現場に直面して、初めて知ることもあるのではないでしょうか。壁にぶつかった時が視点を変えるチャンス、口腔ケア次第で、老後の食生活が変わることを次の世代にも伝えたいものです。

健康は口から。幸せも口からです。少しでもお役に立てれば嬉しいです。

目次

安全な飲み込み（嚥下）のために

ターミナルケアと口腔ケア

食べる意欲は生きる意欲

1

食べることは人生を彩る歓び

ふつうに食べられないと病気かと疑い、何とか治そうとします。食べる力は変化するもので、人生の終焉で死に向う時に食べられなくなるのは自然なことです。食べられないのが、病気によるのか老衰によるのかを見分けるのはむずかしいです。身体が栄養を受けつけないのに、無理に栄養補給をすれば苦しむばかりです。変動しがちな食欲を引き出して**病気か老衰か**を見極めるためにも、口に関わることは大切です。

広い意味での口腔ケアは3つ、きれいにすること、動かすこと、自分に合った歯科医院を選んできちんと通うこと、です。

口から食べられなくなったら命の終わり、というのが欧米の死生観のようです。難病のALSで呼吸器をつける率が日本で高いことは驚かれています。日本では呼吸器をつけたら外せない葛藤はありますが、胃ろうや呼吸器を使って全介助ながら自立して活躍し**ＱＯＬ（Quality of Life）「生活の質」**を保つ姿は世界に誇るべきことです。ケアが確保できてこそ尊厳が保てます。

いつか食べられなくなる日が来ることを意識して、人生における口の働きを考え、今日からの口腔ケアに活かしていただければ嬉しいです。

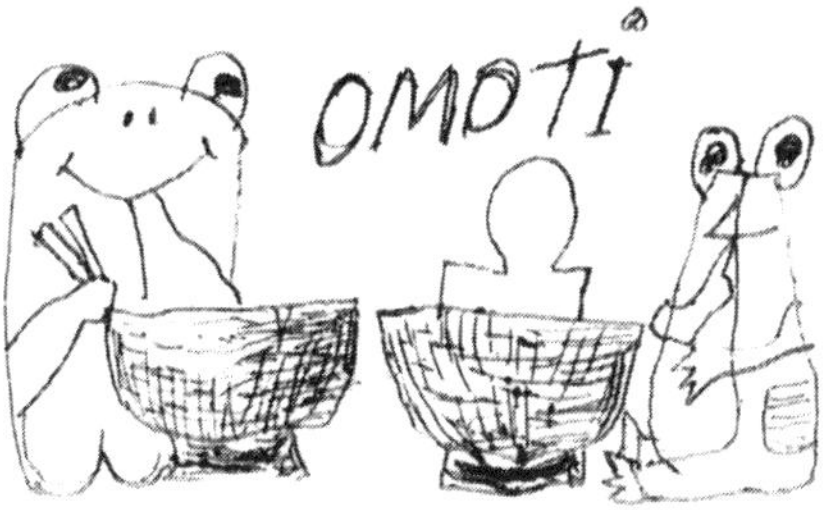

2

食べる意欲は生きる意欲

人類の致死率は100%で、必ず死にます。永遠に食べられるわけではありません。しかし、口から食べる気力がある人は生きられるものだと感心することが少なくありません。同じような病態で予後が異なること、つまり病人や高齢者で同じような状態に見えるのに、その後の経過が異なる——その違いは食べる力だ、と多くの医療者が経験しています。食べられる人は生きられる、食べる意欲が生きる意欲に直結しているのです。食べる意欲を引き出すことが生きる意欲に繋がります。だからこそ、少しでも食べてほしいと思います。気まぐれで変動しがちな食欲をうまく引き出して前向きに、その働きかけ次第で食べられるかどうか左右されます。

認知症の人への対応は、従来の歯科医学では困難です。通常の歯科治療

とは全く別世界です。治療法の選択もその人に合わせて難しい選択になります。しかし、認知症になるまでの口腔ケアの習慣が、発病後のＱＯＬに大きく影響することを、しみじみ感じます。ですから、認知症になる前の健康なときから、将来を見据えての口腔ケアが大切だと思うのです。そして、歯の健康を維持していくことが認知症対策に有効だと思うのです。

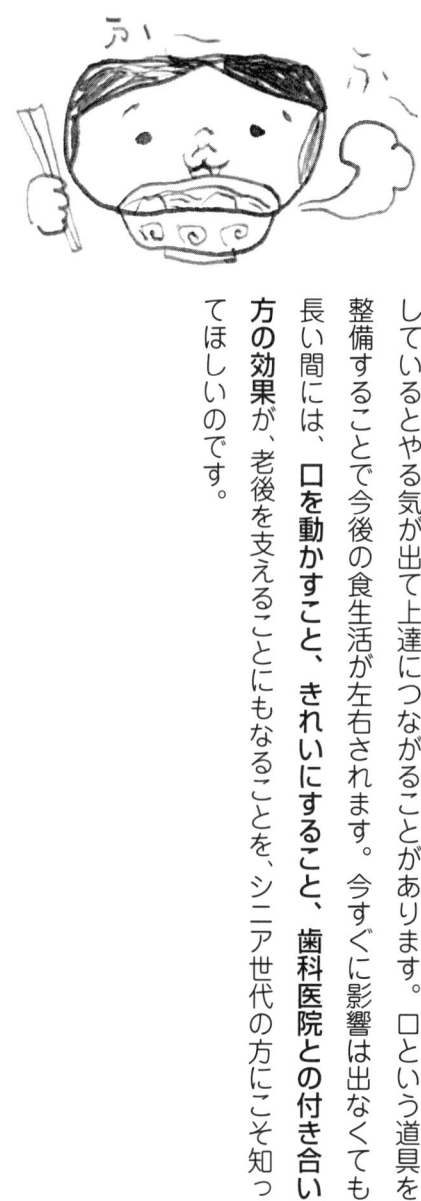

　スポーツや音楽などの趣味でも、道具を揃えるとうまくなる、手入れをしているとやる気が出て上達につながることがあります。口という道具を整備することで今後の食生活が左右されます。今すぐに影響は出なくても長い間には、**口を動かすこと、きれいにすること、歯科医院との付き合い方の効果**が、老後を支えることにもなることを、シニア世代の方にこそ知ってほしいのです。

3

口から食べられなくなったら？

誤嚥性肺炎について聞いたことがありますか？　親の介護に直面して初めて聞いたと言う人が多いです。親が入院して、駆けつけた病院で「鼻にしますか？　胃に穴をあけますか？」と訊かれて面食らった人もいます。肺炎で苦しむ姿を見れば、救急車で病院へと思うのは人情です。しかし、入院して肺炎は治ったけれど、歩けなくなったなどＱＯＬが低下する人は少なくありません。

誤嚥性肺炎を繰り返して死に至る例が多いので「鼻か、胃か」と訊かれるのですが、家族としては返答に困ります。本人が**延命治療**を望んでいないことを知っていても、緊急の場合は、治ってくれるものなら何とかして、と期待するのも無理ありません。

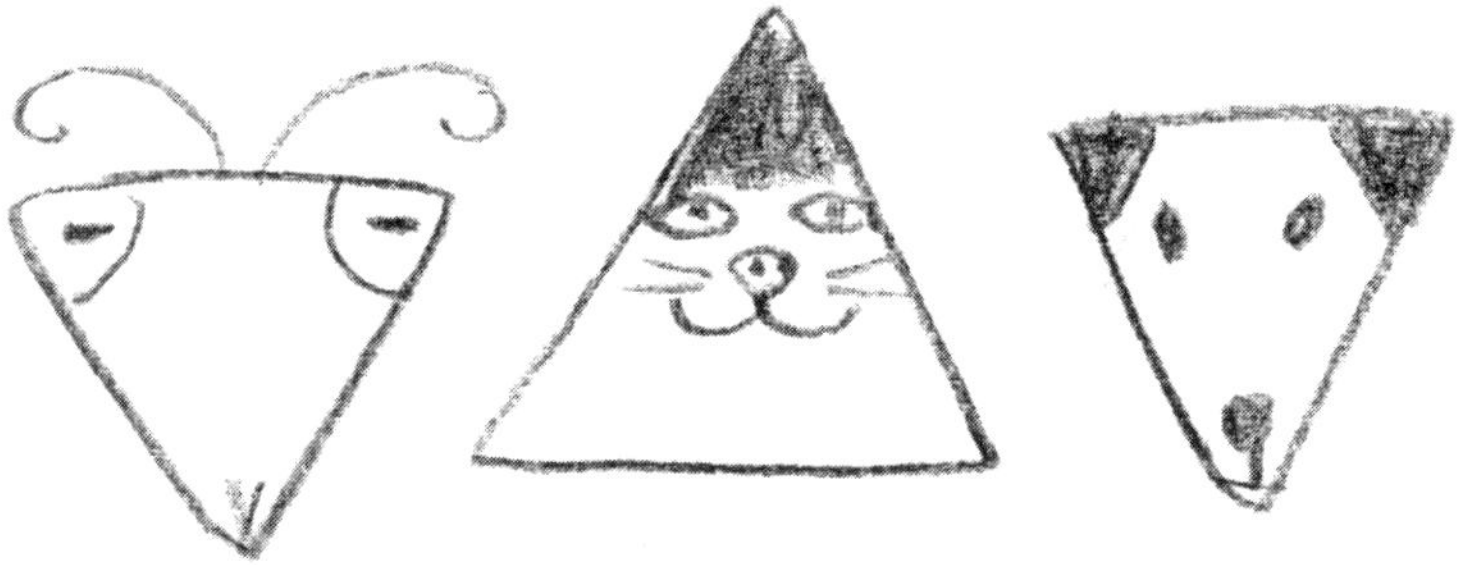

本人に意識がなくてコミュニケーションが取れない状態では延命治療の判断に迷います。そこに至るまでに手厚い介護をした家族では自然な旅立ちを望むケースが多い気がします。悔いのない介護を十分にした満足感がお互いにあれば、口から食べられなくなったら命の終わりと考えるようです。家族が延命を望むので、よくよく訊ねてみると年金収入をアテにしているケースもあります。食べられなくなって、点滴もせずに逝けば、苦痛の少ない穏やかな最期になります。しかし、少しでも長く生きていてほしいという家族の情もわかります。胃ろうも悪いものではないと思います。よく考えて納得した上で選択してほしいと思います。今現在、数十万の人が胃ろうで栄養を摂っています。十分な栄養が摂れて、肌の色つやも良く、延命できていることに感謝する家族も少なくありません。

胃ろうからアルコールを摂取して晩酌を楽しむ人もいます。「胃ろうはイヤだ」と決めつけないで、上手に使ってほしいものです。

4 口から空気と食物を取り入れます

口からは生命維持に欠かせない酸素と栄養を取り入れます。呼吸中枢と嚥下中枢は近い部位にありますが、生命維持には嚥下より呼吸が優先します。脳へ送られる酸素が途絶えると数分で命に支障が出ます。

消化管は全長約８ｍ、その内側は外の世界です。つまり人間の身体は、ちくわのように空洞が、口から肛門までつながっているのです。

外界と接して、取り入れたものを効率よく消化・吸収するために、さまざまな工夫があります。腸の表面は、突起や襞襞（ひだひだ）で精巧な仕組みで表面積を広くしています。広げると２００㎡、と言われます。体表の皮膚の表面積は、大柄な人でもせいぜい３㎡です。肺でも外から空気を取り入れてO_2とCO_2を交換する効率を良くするために、表面積を広げてい

ますが、それでもたかだか60㎡です。

人間の身体の内に広がる外の世界、その入り口が口腔です。広大な面積で外界と接して、必要なものを取り入れながら、日々自己を創り直す生命の営み、その最前線が口です。

口は身体の内部と外部との境界にあって、取り入れるか、排除するか、あるいは一時とどめるか、という役割を担っています。「口に入れたものをどう処理するか」という選択と判断を日々重ねています。

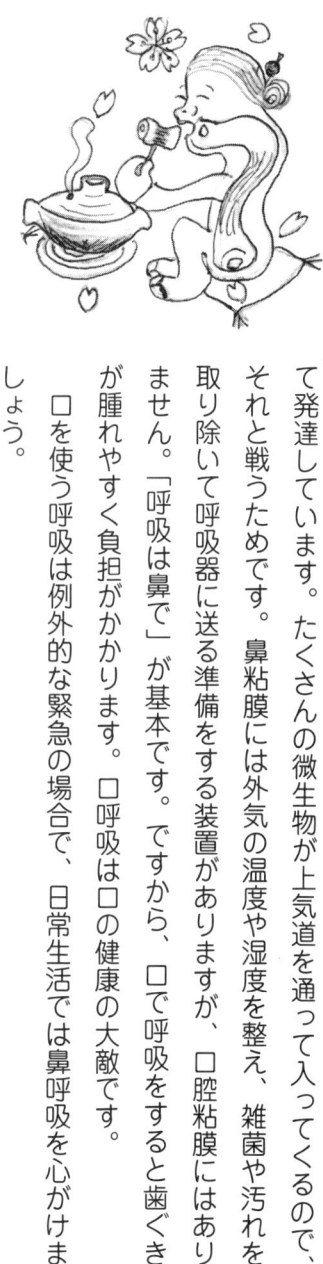

鼻から咽喉にかけては扁桃腺やアデノイドなど免疫系の組織が取り巻いて発達しています。たくさんの微生物が上気道を通って入ってくるので、それと戦うためです。鼻粘膜には外気の温度や湿度を整え、雑菌や汚れを取り除いて呼吸器に送る準備をする装置がありますが、口腔粘膜にはありません。「呼吸は鼻で」が基本です。ですから、口で呼吸をすると歯ぐきが腫れやすく負担がかかります。口呼吸は口の健康の大敵です。

口を使う呼吸は例外的な緊急の場合で、日常生活では鼻呼吸を心がけましょう。

5

口はその人らしさを表す個性的な器官

だれかのことを思い出すとき、まず、その人の顔を思い浮かべるでしょう。個人を識別するのに顔は大切で、とりわけ口元は印象に残ります。初対面のときに多くの人が視線を向けるのは目と口の三角形です。人は、第一印象で、相手を一瞬のうちに把握します。「人は見た目が9割」かもしれません。口は、その人らしさを表すきわめて個性的な器官です。

食べる動作も、目で見て、手を使って口に運び、食する。ふだん何気なくしていますが、目と手と口の協調で、実に高度な動きです。全身の健康を支える歯と口の働きについては計り知れません。動物も上肢を使って食べることはありますが、食具を使いこなせるのは人間だけです。箸やナイフ、フォーク、スプーンなどを使って口に運ぶ動きは、単なる生命維持だけでなく社会的なものであり、文化としての側面も大切です。

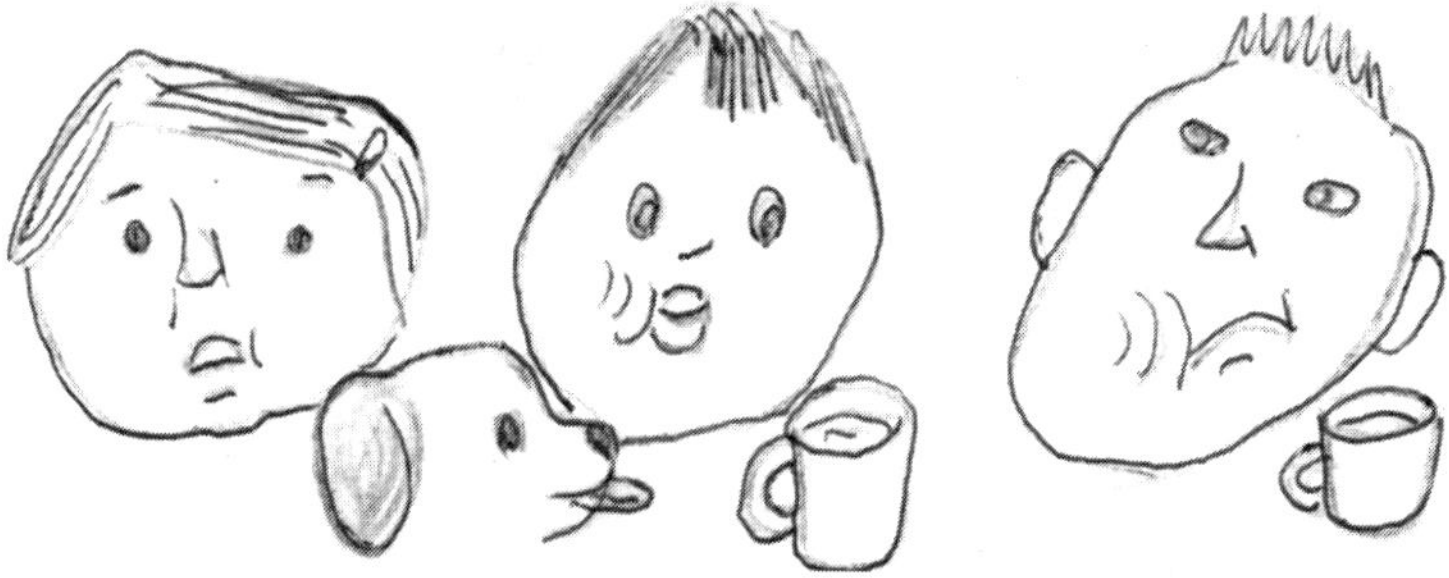

人が健康で文化的な社会生活を豊かな気持ちで幸せに過ごすために、口は重要な役割をはたしています。口の役割は、「食べること」「話すこと」「息すること」のほかに、「表情をつくること」が重要です。人間らしい豊かな表情をつくる表情筋も、飲み込みに関わる筋群も、口の働きに関わる筋肉は一つ一つは小さくても連携して複雑な動きをしています。40過ぎたら顔は履歴書、自分の顔に責任を持てと言います。口の周りの小さな筋肉を鍛えておくと若々しさが保てます。

また、歯科治療は事故死の遺体確認に使われるように、どんな歯科医がどんな治療をしたか、痕跡が後々まで残ります。シニア世代の口の中は、**受けてきた歯科治療の集大成**、どんな歯科医に巡り合ったのか想像できます。現在の歯科医療への不信・不満・不安を抱えての結果かと胸が痛くなることもあります。単に忙しかった、ズボラで歯科医院に行かなかった、口の中のことは後回しにしただけかもしれません。見えないからおろそかにしてきたことのツケなら、もったいないことです。少しでも早く口の大切さに気付いてほしいと思い、この本を書いています。

6 脳の活性化は手と口を使って

私たちの身体の動きは、脳からの指令で成り立っています。生命維持のための基本的な営みは、脳幹や延髄という古い脳の部分で自動的に調節されています。高度な活動、高次脳機能といった細かい動作の指令は大脳皮質で行われます。大脳皮質には外界からの情報を受け入れる感覚野と、身体を動かす指令を出す運動野があります。「脳の中のこびと」「ペンフィールドの脳地図」といわれるものがあります。カナダの脳神経外科医ペンフィールドが明らかにしました。電気刺激した大脳皮質の部位と身体の部位を対応させたものです。顔を構成する目・鼻・口・耳は、視覚・嗅覚・味覚・聴覚をつかさどっています。感覚野の顔が大きな位置を占めているのは、感覚器官としての大きさを示しています。なかでも口は胴や足に比

大脳皮質の支配領域

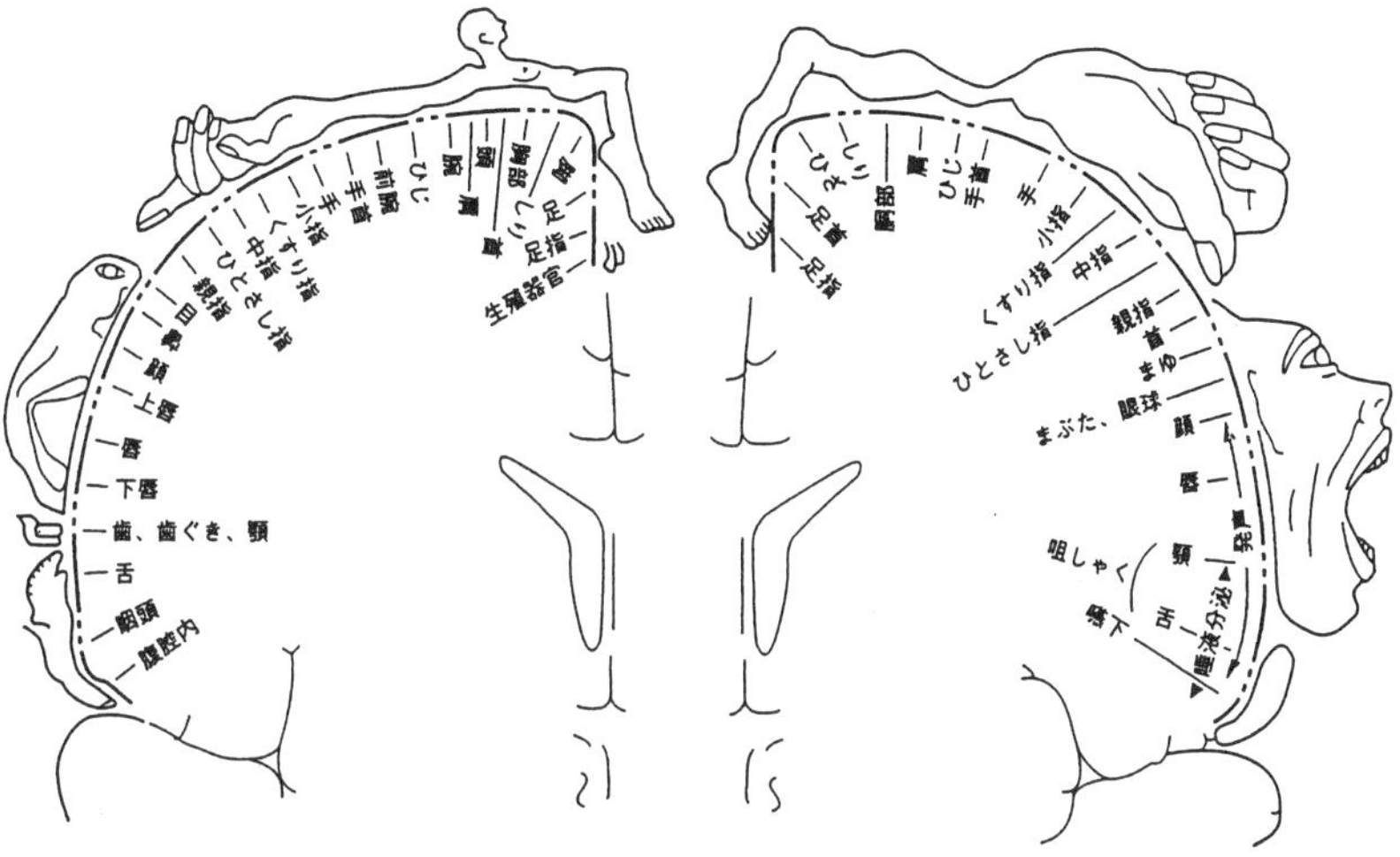

（ペンフィールド，1950）

べてとりわけ大きく、**口からの情報が**大きいことを表しています。

　私たちの感じた感覚は、感覚神経を通して脳に伝えられます。そして、脳から運動神経を通じて身体を動かす指令が送られます。手は「脳の出先機関」といわれます。直立二足歩行まで進化し、手が自由に使えるようになったことで人間らしい生活ができるようになりました。

　口も、感覚野で情報をキャッチするために、運動野の動きも重要であることがわかります。頭の活性化には手と口を使うことが重要です。脳の3分の2に口が関与しているのです。

7 今日が一番若い

この本を手にしてくださるシニア世代の方、歯に全く問題がない方は少ないのではないでしょうか。

生体の防御反応が低下し、がん細胞が成長しやすい中年以降では、歯にもさまざまなトラブルが起こりがちです。それでも治療は後回し、ついつい放置している方が多いのではないでしょうか。

歯があってもなくても口腔ケア、口から食べても食べなくても口腔ケア、口に関わること、少しでも快適な状態を保つことは意外な効果を生みます。

突然ふりかかった身内の介護を体験した人の話を聞くと、食べてもらえたから介護できたと言う人が少なくありません。スプーンを口に運んで食べてもらえた喜びは、短い子育て期間同様、お世話する至福の時間です。

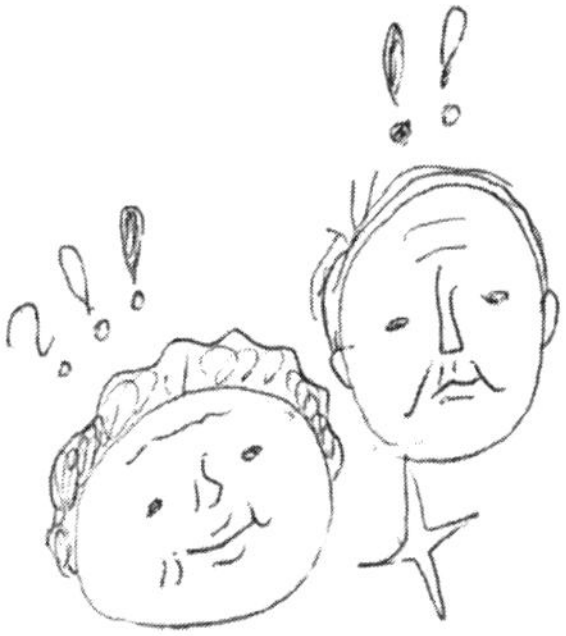

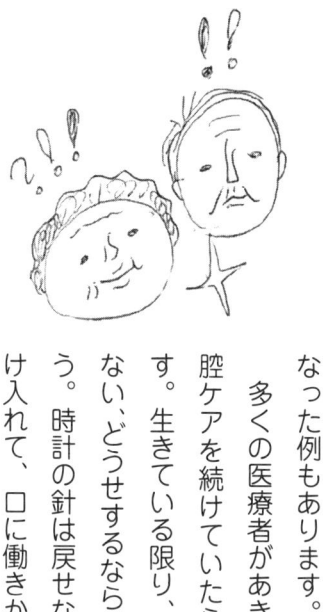

口から食べることの大切さと同様、それだけではないことも知ってほしいのです。口から食べられなくても口腔ケアは必要だし意味があるのです。

重度の脳障害で植物状態に近い人にも、口腔ケアを続けていると、表情が出るなどの変化が見られることがあります。私自身も体験しました。くも膜下出血の後遺症で遷延性意識障害、胃ろうの友人に訪問嚥下訓練をしてきました。言葉でコミュニケーションできないのですが表情が変わってきたのです。ご家族が熱心に口腔ケアをしてくださるおかげです。口から食べられなくても口腔ケアを続けていると、いつか少し食べられるようになった例もあります。

多くの医療者があきらめてしまった後でも、声をかけ続け、根気よく口腔ケアを続けていたら覚醒したという不思議なケースが実際にあるのです。生きている限り、**何らかの効果がある口腔ケア**をしないのはもったいない、どうせするなら、それぞれの人に最適な口腔ケアを考えていきましょう。時計の針は戻せないのですから、今ここから、あるがままの状態を受け入れて、口に働きかけてみませんか。今日が一番若いのです。

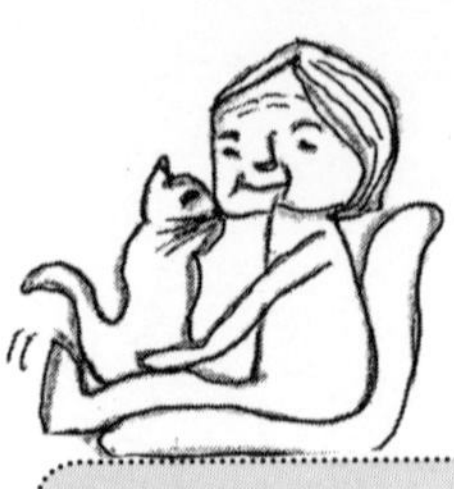

コラム①

栄養は胃ろうで、楽しみは口から

なんとか少しでも食べてほしいというのはすべての家族の願いでしょう。それでも食べられないとき、鼻から胃まで管を入れて栄養を摂ることが少し前までは多かったのです。しかし、鼻に管を入れるのは辛いし、管を顔に固定すると見た目も苦痛です。この経鼻経管栄養に比べれば、直接胃に入れる胃瘻は本人も介護者も楽です。今は経管栄養と言えば胃瘻のほうが一般的でしょう。簡単な手術で、ピアスのように胃に口を付けて栄養が摂れるのは有難いことです。

「こんな姿になってまで生きていたくない」と言う人もいますが、経鼻の経管栄養に比べたら福音です。しかし、その一方で、手術は嫌だという人や、不幸にも予期せぬトラブルが起きる可能性もあります。どんな医療行為でも100%成功はありえません。

誤嚥性肺炎で入院を繰り返すと、口から食べることを禁じられ、胃ろうを勧められます。家族が断ると、「餓死させるのか」「殺す気か」と怒る医者もいます。反対できる雰囲気ではなく、「簡単な手術だから」と言われて胃ろうをつくり、後悔する家族もいます。

しかし、人工呼吸器と違って胃ろうは外すことができ、口から食べられるようになったら外すのが本来の使い方です。

飲み込み（嚥下）のメカニズム

8

誤嚥《ごえん》性肺炎は口腔ケアでリスクが軽減できます

前述した誤嚥性肺炎に遭遇して、口腔ケアの大切さを医師や看護師から聞いた人もいるでしょう。誤嚥性肺炎はゼロにはできませんが、減らすことはできます。

病棟に歯科衛生士が配置されて、専門的口腔ケアに取り組んで誤嚥性肺炎予防で成果を上げている病院もありますが、ごくわずかで、なかなか増えません。また、訪問医が歯科医や歯科衛生士の訪問による口腔ケアを勧めても断られるケースが少なくありません。専門的口腔ケアに対する意識の問題でしょう。歯のことは命に関わらないから面倒な訪問をしてもらわなくても結構と、後回しになっているようです。不自由なく食べられる状態にしてほしいという、される側の望みと、歯科医療が提供できることに

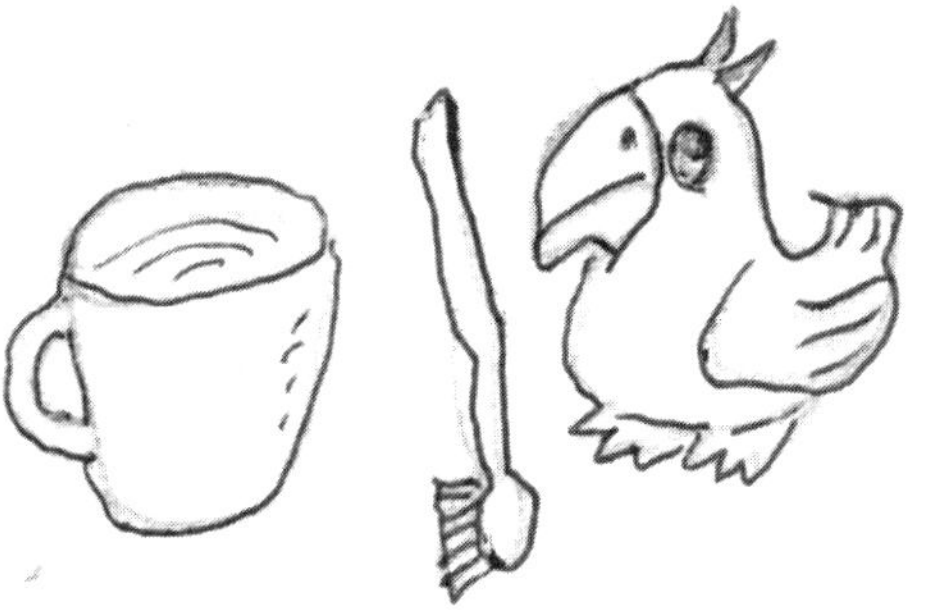

はギャップがあります。訪問歯科の要望で圧倒的に多いのは義歯修理で、簡単に直せる例もありますが、継続的な口腔ケアは敬遠されがちです。どうせ大した事をしてくれないなら歯科の訪問は不要と思う人も多いようです。残念ながら**歯科医療の限界と不確実性**があります。削って詰めれば元に戻ったと錯覚している人にとっては、食べられるようにしてくれて当然と思ってしまうかもしれませんが、悪くなってしまった歯を元通りにはできません。後で述べますが、入れ歯の技量は歯科医によってバラつきが大きく、すべての歯科医に即座に噛める入れ歯を望むのは無理です。しかし、歯科医、歯科衛生士ならではのサービスがあります。限界を踏まえたうえで賢くつきあうことが必要ではないでしょうか。

せっかく利用できるサービスがあり、その効果も明らかなのに、多少のミスマッチがあるからといって断ってしまうのはもったいないことです。誤嚥性肺炎を起こせば禁食、胃ろう、と考えていた医者の常識も「まず口腔ケア」と変わりつつあるのに、一般人の意識の変化がついていっていないのは残念です。シニアの方々から変えていってほしいものです。

9

誤飲《ごいん》と誤嚥《ごえん》

「のど自慢」「のどごしを味わう」と言うように、咽頭《いんとう》から喉頭《こうとう》にかけての「のど」は、生活を彩る大切な部位です。

誤飲と誤嚥はよく混同されます。誤飲は食べられない物が食道に入ることです。認知症の人がせっけんを食べてしまった、子どもがたばこや電池を飲み込んだというのは誤飲です。

誤嚥は、食道に入るべきものが間違って気管に入ることです。

空気の通り道と食物の通り道が交差する場所が咽頭です。ふだんは食道が閉じていて、気道が開いています。口腔には、鼻に通じる窓と気管に通じる窓の2つの窓があります。人は出入りできず空気だけが通る建物の窓のように、食べ物の出入りは禁じられた空気の通り道です。鼻への窓に間違って入っても大きな事故にはなりませんが、気管の窓へ食べ物などが入ると命に関わる事故——窒息と誤嚥性肺炎を起こします。事故を避けるために、飲みこみ（嚥下）のメカニズムを理解してください。

喉頭は、一般にノドボトケと言われ、輪状軟骨、甲状軟骨などいくつもの軟骨と筋肉でできていて、輪状軟骨の内側にある声帯が人間ならではの言語器官です。肺から出た空気が声帯を弦のように震わせ、口腔や鼻腔で共鳴させて複雑な発声ができます。

声門を通過できるのは空気だけ、他のものが間違って通過した時を誤嚥と言い、大抵の場合は激しく咳きこんで排出されます。のどを鍛えることが広い意味での口腔ケアともつながります。

コラム❷

声楽家は誤嚥性肺炎が少ない？

声楽家には誤嚥性肺炎が少ないのではないかと考え、知人のオペラ歌手に声楽家と誤嚥性肺炎についてたずねてみたら、「考えたことなかったけど、そういえば、高齢でも元気な人が多いし、肺炎で亡くなる人は少ないかもしれない」と言われました。自分の仮説の傍証を得た気分でした。

西洋音楽だけでなく、能や狂言でも高齢の方が元気で活躍しています。能とオペラは発声法が全く異なるとオペラ歌手から言われましたが、お腹からしっかりと声を出すことが健康に寄与しているのではないでしょうか。

声楽家はとても歯を大切にしています。熱心に歯を磨いているので驚いたことがあります。自分の身体が楽器、口は楽器の心臓部分ですから。

しっかりと声を出すことは飲み込む力を鍛えるので、カラオケもいいと思います。安全に美味しく食べ続けるためには、歯だけでなく口全体を大切に使いましょう。

10 飲み込むときは気道を閉鎖する

人間以外の動物は窒息も誤嚥性肺炎も起こしません。なぜなら空気の通り道（気道）と食べ物の通り道（食道）が立体交差になっているからです。人間は飲み込むときは呼吸を止めます。犬やチンパンジーは食べながら呼吸をすることができ、むせません。人は、立って歩くことができるまで進化した結果、咽頭で飲食物が気道を横切る構造になってしまいました。ヒトが人に進化し、首の上に頭を乗せて2本の足で歩くことで手を自由に使える便利さを得たことと引き換えに、空気の通り道と食べ物の通り道が踏切のようになって交通整理が必要になってしまったのです。

人間は直立二足歩行により、広い咽頭腔を得て複雑な発声が可能になり言語を獲得しました。しかしその結果、気道と食道が立体交差から踏切のような構造になって、息を止めないと飲み込めなくなってしまったのです。ポイントの切り換えと言うほうがわかりやすいかもしれません。食物が間違えて空気の通り道に入らないよう、飲み込み（嚥下）のときは、気道を三重に閉鎖します。**窒息と誤嚥性肺炎は、進化を遂げた人間ならではの事故**なのです。

人間が人間として、人間らしく生きるために、言葉を使いこなし両手を自由に使うことの代償としてのリスクです。生きていくことはリスクとの兼ね合いです。リスクをまったく取りたくないなら、人生の楽しみも半減するでしょう。直立二足歩行によって上肢の自由を得て、言葉を獲得することで大きな自由を得たのですから、リスクと賢く向き合いましょう。

コラム③ 人魚姫 究極の選択

食べることと話すことのどちらを選ぶかという究極の選択を考えるとき、アンデルセンの人魚姫を思い出します。恋する王子との愛のために人魚姫は声をあきらめました。海底の王宮から陸に上がるために人間の姿になる交換条件として魔女は声を奪いました。

意地悪な魔女ならずとも、誤嚥性肺炎を繰り返す場合に、この選択を迫られることがあります。通常は、声を断念してでも食べることを優先したい、と手術を選択することは多くはないでしょう。

しかし、進行性の難病などで、いずれ声を失うことが予測されるなら、積極的に喉頭を分離する手術が薦められる場合があります。たとえば、他のコミュニケーション手段があり、いずれ難病が進行して話せなくなるなら、安全に食べることを優先するという選択です。ある種の難病の患者さんには良い選択の一つです。

11 飲み込み（嚥下）メカニズム

飲み込み（嚥下）には、３つの工程があります。唇を閉じる（取り込み）・舌を動かす（送り込み）・ゴックン（飲み込み）です。

健康であっても、お正月に食べた餅をのどに詰まらせて救急車で病院に運ばれる人は後を絶ちません。食べ物をのどに詰まらせて亡くなる窒息死は年間を通して多い事故で、毎年４０００人近くが亡くなります。小学生が給食時にふざけてパンをのどに詰まらせる事故もありました。どんな年齢でも、生きている限り起こりうる事故です。ただし、その多くは高齢者です。

誰でも何度かは、むせた経験があるでしょう。これは、声門をこえて気管に間違えて入った食べ物を出そうとする反応です。ごはん粒１つでも苦しいものです。苦しい体験をすると、同じものは食べたくなくなることもあります。しかし、むせるということは出す力があるということです。

人間でも4か月までの赤ちゃんでは飲みながら呼吸しています。おとなのふつうの飲み込み「成熟嚥下」と区別して「乳児嚥下」と言っています。ヒトから人に成長する過程で飲み込みのパターンが変わるのです。歩くようになり、言葉を得て、咽頭腔が広がると、飲み込みパターンが唇を閉じる成熟嚥下に変わります。

嚥下（飲み込み）は、一瞬の反射です。空気の通り道はつねに開いています。鉄道の踏切で遮断機を下ろして列車を通すように、飲み込むときだけ一時的に呼吸を止めて、食べ物を優先的に通過させます。遮断機の役割をするのが、喉頭蓋という気道を塞ぐ蓋です。蓋をきちんと閉めるために、咽頭の筋肉が複雑に動き、**のどぼとけ（喉頭）を持ち上げて、声門を閉**じます。一瞬の反射ですが、30種以上の筋肉が関与し、ポイントの切り換えをする複雑な協調運動です。

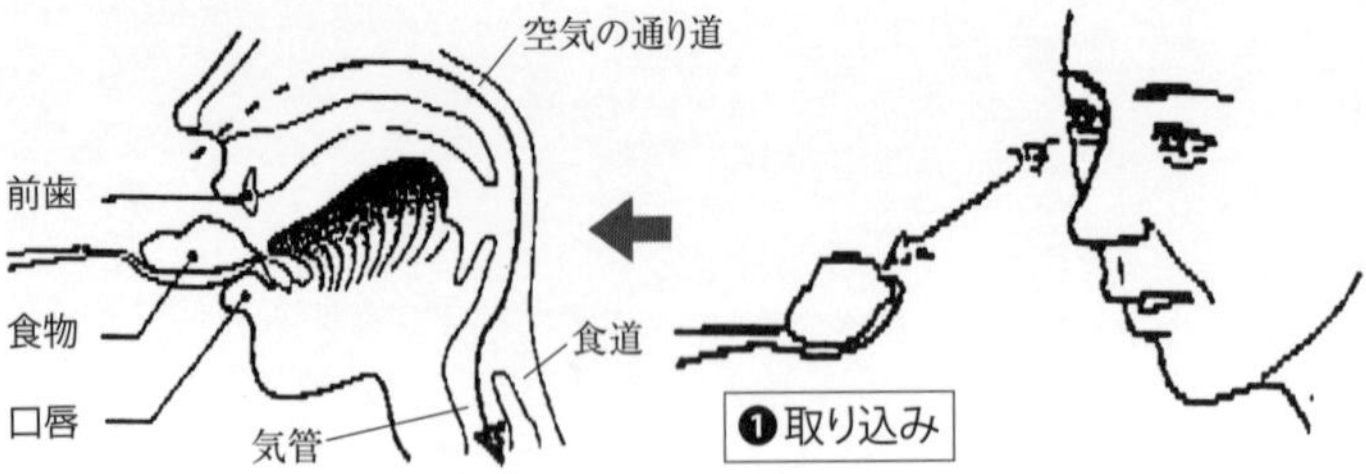

❶取り込み　口唇閉鎖が大切

安全に食べるには、まず目覚めていて、「おいしいもの」と認識でき、そして食べる意欲がわき、唾液が分泌される必要があります。私たちは**目で見て、匂いを嗅いで**、一瞬のうちに食べものの性質、温度、硬さも含めた味わいを予測し、それに合った速さで口に運びます。私たちはふつうに食べているとき、箸が口に近づくと、自然に口が開きます。口に入れるものによって口の開き方も無意識に変化させて、必要なだけ口を開けています。見えないと食欲もわかず、うまく食べられません。脳卒中の後遺症で半側が見えないと食器が見えない可能性があります。見えていないという自覚がない人も少なくありません。徐々に視力や視野が低下すると、見えないことが認識できないのです。聴覚も大切です。料理の音だけでなく、まわりの会話やいろいろな音が食べる意欲につながります。

口への取り込みで大切なのは唇を閉じる力です。口唇閉鎖で確実に口腔内を陰圧にすることは安全に飲みこむための第一歩です。

摂食嚥下機能訓練は「口唇閉鎖に始まり、口唇閉鎖に終る」という専門

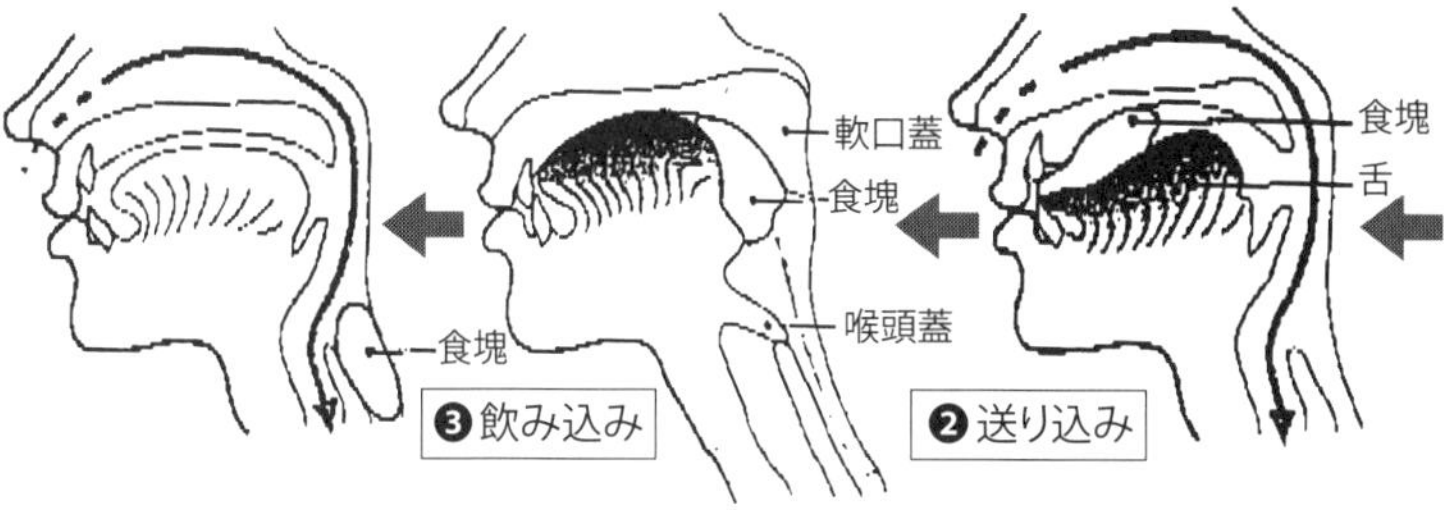

家もいます。食物を取りこむときの唇の動きは観察しやすく、自分でも意識しやすいので、また訓練としても効果が大きいものです。5章でくわしく述べます。

❷送り込み　咀嚼と食塊形成

嚙むことと飲み込むことは連動していて、舌の動きが大切です。舌は筋肉の塊で「口のなかの手」です。大きく口を開けても見えない舌根部という部分が大きく、舌根が沈下するといびきや睡眠時無呼吸をおこします。麻痺のある人は舌の筋肉の張りがなくなります。

口に取り込んだ食べ物は、嚙み砕かれ、すりつぶされ唾液と混ぜられます。これが咀嚼です。上下の歯が嚙み合って加工します。歯が嚙み合って砕きつぶされた食べ物を、頰と舌でまた歯の上に戻されないと咀嚼にはなりません。唾液と混ぜ合わされ、**咽頭を通過しやすい形**にまとめます。滑り落ちやすいよう滑らかな一塊になったものを食塊と言います。舌のくぼみにちょうど入るくらいの小さな塊で飲み込みやすい形にまとめたものです。

咀嚼は、歯だけではなく、口全体で行っていることを忘れないでください。

嚥下過程での口腔期の役割は、食塊をつくることです。飲み込みやすい塊に形成する大切な役目を担っています。健康な人は、バラエティーに富んだ形態のものを飲みこむことができますが、高齢者では条件のよい形状でないと安全に通過できません。よく噛んでドロドロになった状態で、最高の食塊が形成されます。咽頭を安全に通過するためには、たとえ歯がなくても、舌と頬で唾液とよく混ぜ合わせ滑らかにすることができれば飲み込めます。唾液についてはあとでも述べますが、送り込みのときに舌で唾液と混ぜて準備をすることで安全に嚥下できるのです。

❸ 飲み込み　ゴックン

嚥下反射「ごっくん」の瞬間が咽頭期です。関所ともいえる咽頭を通る一瞬の反射です。反射ですから人為的な関与はあまりできませんが、後で述べるように、咽頭の筋肉を鍛えて飲み込む力をつけることも広い意味で口腔ケアです。食べ物が気道を横切って**咽頭を通過する一瞬**の出来事です。

正常の場合0・5秒以内に終わってしまいます。あっけないほどの反射ですが、これがうまくいかないと命に関わります。ここでの交通整理ミスを少なくするために関所のようになっているのです。間違えて気道のほうに落ちそうになっても、食べたものが引っかかるような構造をもち西洋梨のような形をしているので梨状窩とよばれています。ここに引っかかって誤嚥を防いでいるので、左右に向きを変えて「横向き嚥下」や複数回ゴックンが有効です。

12 のどを持ち上げることは、加齢と共に難儀になる

飲み込みの際に、のど仏を持ち上げて、喉頭蓋で気管への通路を塞ぎます。男性などでは「ごっくん」と飲み込むときに、のど仏の動きが外から見てわかる人もいます。見えなくても、のどに手をあてると「ごっくん」と持ち上がるのを触れることができます。**のど仏は加齢とともに下がってい**くので、持ち上げるのが徐々に困難になってきます。70歳代では20歳代と比べて数センチ下がっています。したがって、その分だけ**持ち上げる距離**が長くなり、タイミングよく持ち上げることがむずかしくなります。意識的に交通整理するために、自分で触れて確認してみることも大切です。

認知症の人ではゴックンといっても持ち上がっていないことが多いので、確実に持ち上がるかどうかを手で触れて確認することが必要です。それを確認できるのが反復唾液嚥下テストです。これは嚥下機能を簡単に評価する方法で、唾液を何度も空嚥下してもらいます。30秒間に3回以上できれば問題ありません。

昔、祖父が「長生きするのは難儀なことだ」とよく言っていました。あちこちガタがきた身体と折り合いをつけながら生きていくのは大変なことです。でも、長寿は喜ばしいことです。身体の声を良く聞いて、多少の不具合はなだめながら、精いっぱい楽しく生きましょう。

13

安全な飲み込みには、姿勢が大切です

人間は直立二足歩行をするまで進化を遂げたことで、重い頭を頸と背中で支えるようになり、歯と口の健康が姿勢や全身と密接に関連するようになりました。健康に自分の歯で美味しく食べ続けるためには、自分の身体とどうつきあっていくか、歯だけを考えているのではダメだと思うのです。身体全体の動き、ことに呼吸との関連が大切です。頭や口のまわりだけでなく、頸、肩、背中、全身をうまく使うと飲み込みも安全に楽にできます。

人間らしく元気で自立した生活を送るためには、それなりの動きにあった筋肉の働きが必要です。安全な飲み込みに腰と足を安定させるのもそのためです。歯があれば顎の位置が決まり安定します。

人間としての良い姿勢は、そもそも動物としては例外的な無理な姿勢です。動物の骨格は2本足で立つようにできていないのです。そこを認識して対処していくことが大切です。自分の身体を維持し労《ねぎら》っていくためには、まず食べること、安全に飲み込むことを考えてほしいのです。

また、歯ぎしりなど無意識に歯を食いしばることには気をつけましょう。人間の顎はリラックスしているとき、上下の噛み合わせに少し隙間があります。**安静空隙**といい、顎の関節に過剰な負担をかけないために大切です。緊張したときに働く交感神経と、リラックスしたときに働く副交感神経の2つの自律神経系のバランスが、口の動きでも重要です。「唇を閉じて、歯を離す」ことが大切です。背筋を伸ばして、しっかり前を向いて歩くこと。毎日1回は、正しい姿勢を意識して歩くことで若さと健康をキープしましょう。口は健康のもとです。良い姿勢で歩いている人が誤嚥性肺炎になることはまずありません。

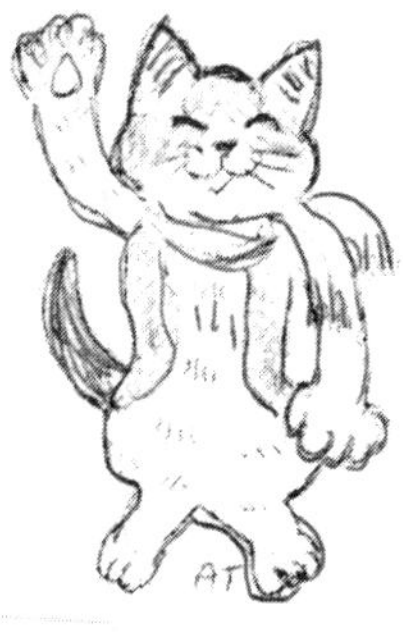

14

むせのない誤嚥——無症候性誤嚥は危険

人は飲み込むときに脳の働きで反射的に気道を閉めます。反射ですから、無意識に行っています。加齢により反応が鈍くなると、タイミングがずれてむせやすくなります。若い健康な人でもおしゃべりしながら急いで食べたりするとむせることがあります。

むせるというのは、気管に通じる窓から喉頭に不法侵入した食べ物などを排除する行為です。

食べ物をのどに詰まらせる窒息は致命的で、処置は一刻を争います。誤嚥は、必ずしも誤嚥性肺炎を起こすというわけではありません。むせは誤嚥を疑う徴候ではありますが、**むせ＝誤嚥＝肺炎ではありません**。また、誤嚥しても体力、抵抗力があれば誤嚥性肺炎は起こしません。怖いのはむせのない誤嚥、無症候性誤嚥です。不顕性誤嚥とも言います。多くの場合は、肺炎の症状が出てから誤嚥に気づきます。むせもなく、症状が全くない無症候性誤嚥では、ずっと気づかないこともあります。熱が出たのでレントゲンを撮って初めて誤嚥性肺炎に気づくのです。肺炎がひどくなってから誤嚥とわかり、口から食べることを禁止されることがあります。こうした嚥下障害に早く気づき、適切に対応していくことが安全な食事につながります。

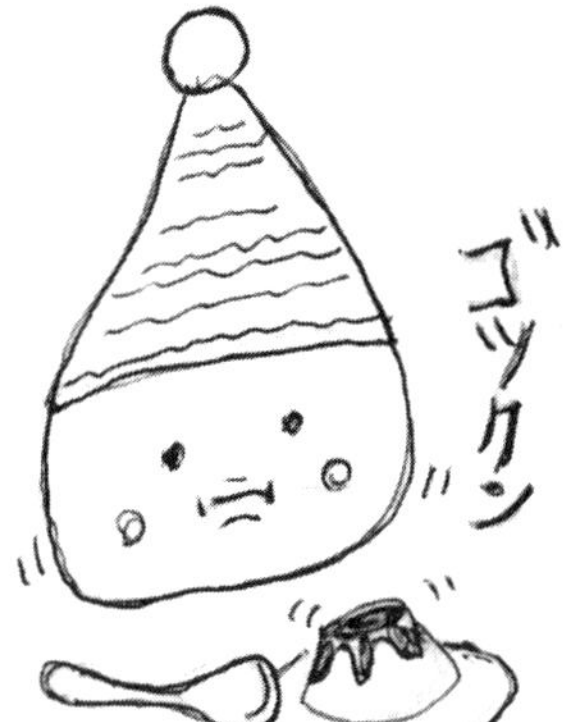

15 胃ろうでも口から食べられます

胃ろうと経口の併用は手がかかる上、家族がリスクを覚悟することが必要です。胃ろうは歓迎、口から食べる併用はしないと言う施設は少なくありません。私が摂食嚥下指導に訪問したケースでは、いずれも熱心な長女あるいは一人娘さんが介護者でした。胃ろうと経口を併用する場合、「何かあったらどうする?」という**リスクに対する心構え**が必要です。「家族が腹をくくれば、たいていの胃ろうの人は食べられる」という現実もあります。口から食べられるようにならなくても摂食嚥下訓練で表情が豊かになったことを喜んでくれた例もありました。

胃ろうにすれば全く問題がなくなるわけではありません。消化管の機能が悪ければ下痢をしたり、胃に注入したものが逆流して気管に入り誤嚥性肺炎を起こしたりすることがあります。また、口から何も食べなくても唾液で誤嚥性肺炎を起こすこともあります。胃ろうで誤嚥性肺炎がすべて予防できるというわけではありません。

胃ろうになった高齢者が経口食に復帰できる確率は6・5%と言います。「せっかく胃ろうにしたのに何で口から食べさせるのか。面倒な食事介助がなくなってよかったのに」という家族もいます。一方、「栄養は胃ろうから摂り、好きなものだけを食べてもらう」という家族もいます。必要な栄養は胃ろうから摂って、好きなものを口から食べるうちに全量摂取ができるようになり胃ろうを外せる、というのが望ましい使い方ではないかと思います。

16 嚥下リハビリテーション

嚥下障害の臨床はチームアプローチが必要な学際的な分野で、医療と介護の境界に関わります。医療の面でも、摂食・嚥下リハビリテーション学会は多職種が参加して発足して20年以上経ち、充実していますが、まだまだ新しい分野です。リハビリテーション（以下、リハビリと略記）の専門医が中心となり、多職種が連携して医療として整いつつあります。

嚥下障害が疑われる場合は、まず診断が大切です。その診断は、病院などで専門職によって行われる嚥下造影（ＶＦ）があります。

また鼻から内視鏡をのどに入れて、嚥下の様子を直接観察する方法（ＶＥ）もあり、訪問で診てくれる医師・歯科医師も増えてきました。本人・家族も画面で直接観ることができるので、飲み込みへの理解を深め、嚥下リハビリのモチベーションを上げるためにも有効です。しかし、喉頭（のど）の聴診と注意深い観察で、ある程度の診断ができ、効果的なリハビリメニューを考えることができます。

脳梗塞などでは、急性期には嚥下障害があって、その後自然に改善する例もあります。

嚥下リハビリは、ST（言語聴覚士）が中心となって、PT（理学療法士）、OT（作業療法士）と共に進めます。口腔ケアは欠かせません。

リハビリのもとの意味は人間性の復権です。ガリレオの地動説をローマ教会が認めた時やニクソン元大統領の名誉回復などに使われた言葉です。

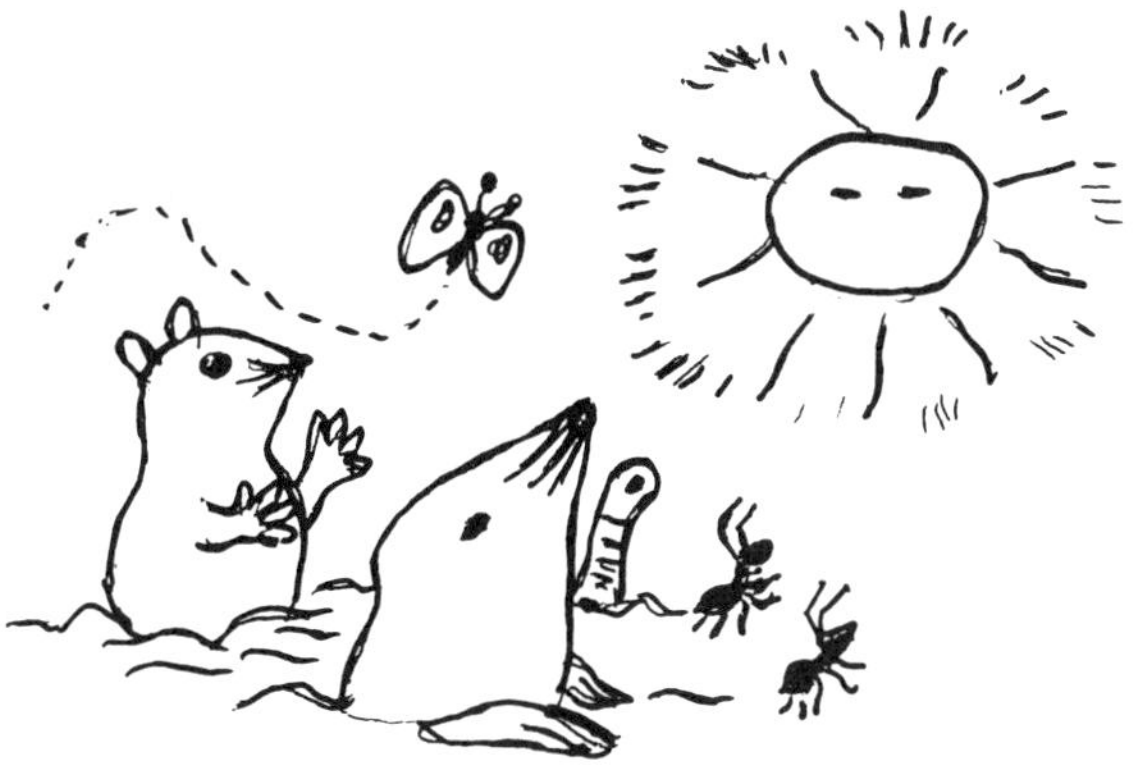

17 嚥下力を高める口腔ケア

嚥下リハビリには食べ物を用いる直接訓練と用いない間接訓練があり、食べ物を用いない間接訓練は、どこでも誰にでもできることです。5章で述べる口腔ケアと通じるものです。発声練習や首・肩の可動域を広げるとか、呼吸筋を鍛える訓練もありますが、**口腔周囲筋群の活性化**と同じ運動も基礎訓練になります。

声門の閉鎖機能を高めるために「エイ！」と声を出しながら机を押す**プッシング・エクササイズ**は手軽にできます。机や壁を押すことで咽頭内転筋を鍛え、声門閉鎖訓練になります。嚥下機能を高める訓練を日常生活の中に取り入れていくことです。

咳払いをすることも効果的です。咳の練習は、鼻から息を吸って1度息

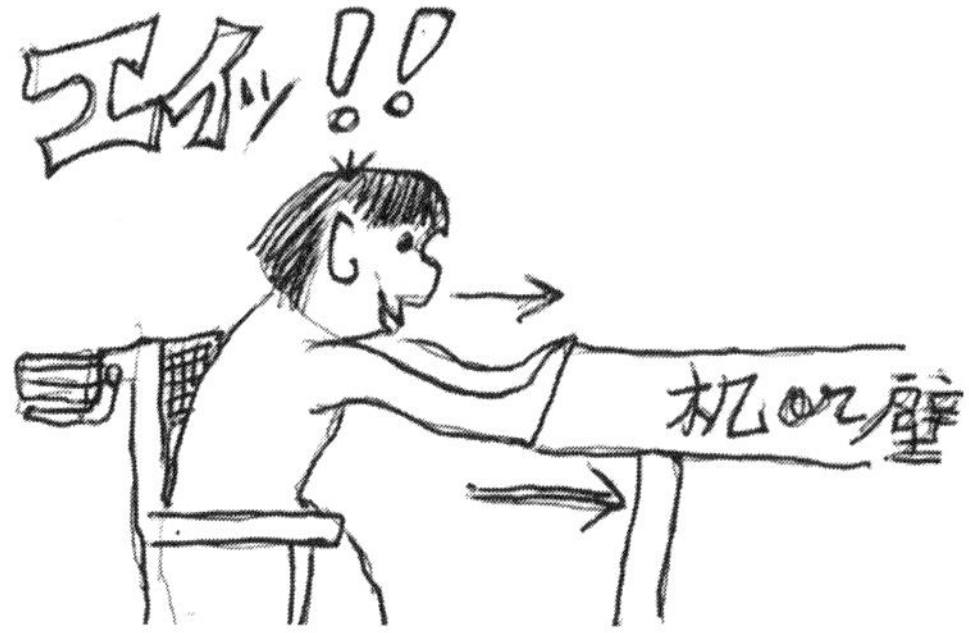

を止め、意識的に咳をします。咳で出す力があれば誤嚥を恐れないで食べる自信がつきます。

嚥下反射を起こすタイミングを意識し、喉頭を持ち上げる訓練として、唾を飲み込む**空嚥下**が効果的です。のどに手をあてて「ごっくん」というときの動きを確認しましょう。30秒以内に3回と前述しました。喉頭を持ち上げるタイミングを意識すると共に、嚥下後に止めていた呼吸を再開する時に、吸うか吐くか、ふだんは無意識にしているでしょうが「ゴックン、ハー」と嚥下後は吐くことを意識してみましょう。

鼻のほうの窓を閉める訓練もあります。軟口蓋の動きが悪くてタイミングが合わなかったり、閉鎖が十分でなかったりして飲み込みが悪くなることを予防します。**ストローでブクブク吹くことは鼻咽腔の閉鎖機能**を高めます。飲み込み機能を維持し高める方法には、いろいろなものがあります。生活の中で自然に取り入れるよう、口腔ケアの幅を広げていきましょう。

コラム❹

『寡黙なる巨人』 多田富雄先生のこと

世界的な免疫学者・多田富雄氏が旅先の金沢で脳梗塞で倒れたのは2001年5月のことだった。

病の中で、「解剖の本を開いて、飲み込むために必要な筋肉と神経を調べたが、複雑すぎてわからない。私たちはこんなに複雑な機構を駆使して、ものを食べていたのだ。摂食というあまりにありふれた行動が、こんなに複雑な神経支配と沢山の筋肉の共同作業で行われていることの発見は、生命の神秘にさえ見えた」と書いている。

医学研究以外に、大佛次郎賞の『免疫の意味論』をはじめ数多くの著作で親しまれていた。新作能を書き、小鼓の名手であった。「科学と詩学の統合をめざして」活躍されていた。

リハビリテーション医学が若い学問で東大教授でも知らないことが多かったなど、病を得てからOT（作業療法士）、PT（理学療法士）、ST（言語聴覚士）と接する中で考えを改めていく様子も興味深い。

お酒が好きで、重度の嚥下障害で苦しみながらもアルコールを楽しんだ。不自由な身体で日中は執筆した後、晩酌に高級ウィスキーをとろみゼリーに混ぜ、美味しそうにムセながら召し上がる姿がNHKで放映された。多田先生は病気になる前から歯を大切にされていた。それが良かったのだろう。アメリカ留学時代にデンタルフロスの習慣を得たことで、自分の歯があったから嚥下障害にめげず頑張れたそうだ。

自宅で介護された式江夫人は内科医で、多田先生は親しい能楽師に、「私はヤブですが、家内は名医です」とおしゃっていたそうだ。多田先生を見送った後、老人医療に携わっている。「お年寄りの食べる楽しみは生きる喜び」「介護は楽しかった」と微笑まれた。

安全な飲み込み（嚥下）のために

18

咽頭通過を安全に行うために

前章で窒息と誤嚥性肺炎を起こさないために、飲み込み（嚥下）のメカニズムを述べました。事故を起こさないようにするには、

①嚥下食——咽頭通過しやすい性状のものを食べる

②咀嚼——口の中で咽頭通過しやすいように混ぜ合わせる

③タイミング——飲みこみに集中し、嚥下反射をタイミングよく起こす

誤嚥性肺炎で入退院を繰り返して、医師から禁食を言い渡されると、いや、まだ食べられると迷うことがあります。

経口摂取が無理と言われて経管栄養をしていた人が、施設のお花見で隣の人のお寿司を食べてしまったなど、時と場合によっては、意外に食べられるものだと感心することも少なくありません。

食べる意欲は微妙なものです。「空腹は最高のスパイス」ですが、体力、予備力の少ない高齢者はかえって食べられなくなることもあります。**認知症で過食の時期は一時的なもの**です。やがて生き急ぐように食べられなくなります。

ある医者の書いた本に、「年をとると食事で飲み込むことがだんだんできなくなり、食事内容も固形物から流動食に変わり、それも摂取不能な場合には経鼻栄養か胃ろうで栄養補給する」とありました。加齢に伴う自然な変化かもしれませんが、積極的に口に関わることで飲み込む力を少しでも維持増進できるのではないかと思います。

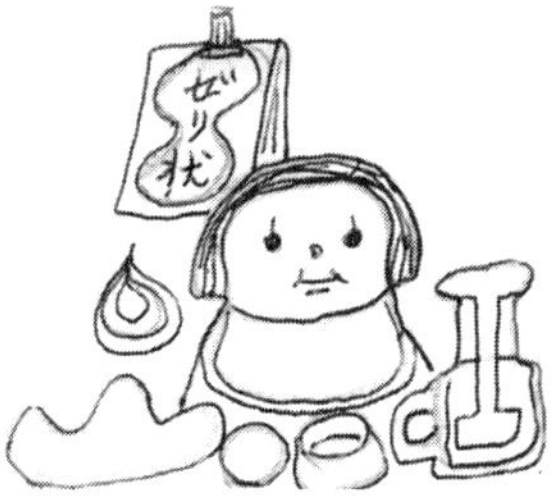

19

嚥下しやすいものを選んで口に入れる

安全に咽頭を通過しやすいものは均質でなめらかなものです。ただし、ゴックンと飲み込めるかどうか、その人の嚥下力にあったものでないと危険です。よく噛んで唾液と混ぜ合わさって一塊になって飲み込みやすい状態になったものを食塊と言うことは述べました。口に入れる前にその状態になっているものが、ゼリー状の嚥下食です。

ゼラチンゼリーは体温で表面が溶けるので、滑りやすく飲み込みやすいものです。

寒天はばらけてしまうので、かえって危険なこともあります。

お茶ゼリーは咽頭残留物を包み込んできれいにしてくれます。夏場で室温が高いときは溶けだしてしまうゼリーより寒天のほうが食べやすいことな

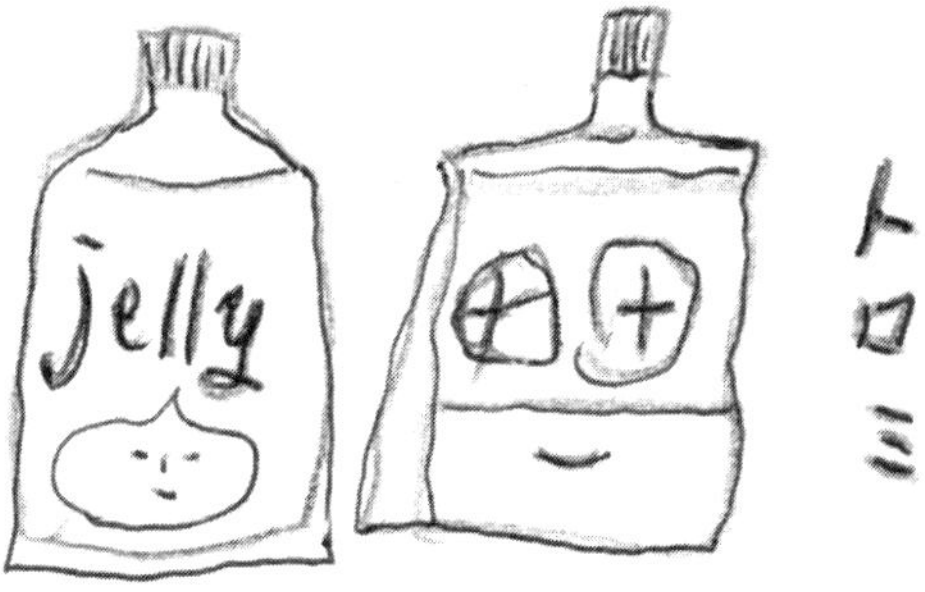

ど、条件によって異なります。

ミキサーにかければ飲み込みやすくなりますが、見た目が悪くなり食欲が低下します。

ミキサーにかけてゼリーで固める時に魚の形などに成形すると美味しそうに見えて食欲を引き出してくれます。手間はかかりますが、お粥をミキサーにかけたあと固形化剤でゼリー状に固めた「おもち」で食欲を回復した100歳の女性もいます。普通食のように見える嚥下食で元気になった男性もいます。しかし、毎日の食事にそれだけの手間はかけられないという人は多いでしょう。

飲み込みやすい適度な粘度を得るために、片栗粉、コーンスターチ、煮崩れた芋類、おかゆ、とろろ、ゼラチン寄せなどのさまざまな食材と方法があります。シチューや雑炊など、好みにあわせてメニューを考えましょう。でんぷんは冷めると粘性、吸着性を増し、べたついて咽頭に残る原因にもなるので要注意です。ゼラチンゼリーやピューレ食が口に合わない人も、豆腐やマグロのたたきなら食べられることがあります。1つの食品にこだわらず、試してみましょう。

脂肪分は、滑らかに飲み込みやすくするものです。12パーセントくらいの油脂が最適です。

また、レトルトパックの嚥下補助食品など飲み込みやすい性状の食品が出ています。介護用に便利な市販品がいろいろあり、値段は少々かさみますが、時間のないときなどには便利です。調理済みの介護食はそのまま食べられるので、たいへん便利です。固さやとろみの付け具合の目安にもなります。栄養バランスの整った栄養流動食もあります。エネルギーだけでなく各種の栄養素がバランスよく含まれ、これだけで1日の必要な栄養素が確保できるようになっています。飲み込むのが少し困難な人は食事を少量にして、足りない栄養を流動食で補うこともひとつの方法です。

肉や魚を使った惣菜をプリンや水ようかんのようにパックにしたものもあります。また、増粘剤も各種あり、商品ごとに使い勝手も違います。

20 調理を工夫しましょう

健康な人でも、のりやトマトの皮などが口蓋にペタッとくっついてしまってなかなか取れず不快な思いをしたことがあるでしょう。飲み込む力に不安があれば、野菜や魚の皮は除去するほうが安全です。肉はひき肉や薄切りにすると食べやすくなります。塊でもシチューのように煮くずれるくらいよく煮込んだものは食べやすくなります。

酢は唾液分泌に効果的ですが、むせやすいので、酢のものは酢をだしで割ります。炊きたてのご飯におぼろ昆布で食が進む人もいれば、酢の香りでむせる人もいます。

ほくほくした焼き芋は健康な人でものどにつかえやすいです。豆腐とワカメの味噌汁はむずかしいもののひとつです。ワカメは歯や口腔粘膜、入れ歯などにベタっとくっついてしまい、食べにくいものです。豆腐やワカメに限らず，なめこや食感の異なる具の入ったみそ汁は飲み込みにくいものの代表で、「**味噌汁肺炎**」という言葉もあります。

おかゆは飲み込みやすく食べやすいものですが、飯粒の混じり具合によってはかえって飲み込みにくいこともあります。嚥下障害のある人には飯粒を感じないくらい十分炊きこんだおかゆにしましょう。柔らかく炊いたご飯は、高齢者にとって食べ慣れた飲み込みやすいものとして貴重です。すすり込むめん類とともに、サラサラとかき込むお茶漬けはむずかしいものです。口腔内の知覚障害や舌の運動障害などがある場合は，熱いお茶やめん類は避けましょう。

餅を食べたいけど、のどに詰まらせるのが心配なとき、**じゃがいもと白玉粉を使って餅の食感**を出す工夫があります。とうもろこし粉を多く使用した安価な粘りのない餅もあります。味気ない反面、危険は少なくなります。

汁物を避けるなど、食べ物の好みが変わることも嚥下障害を早期に発見

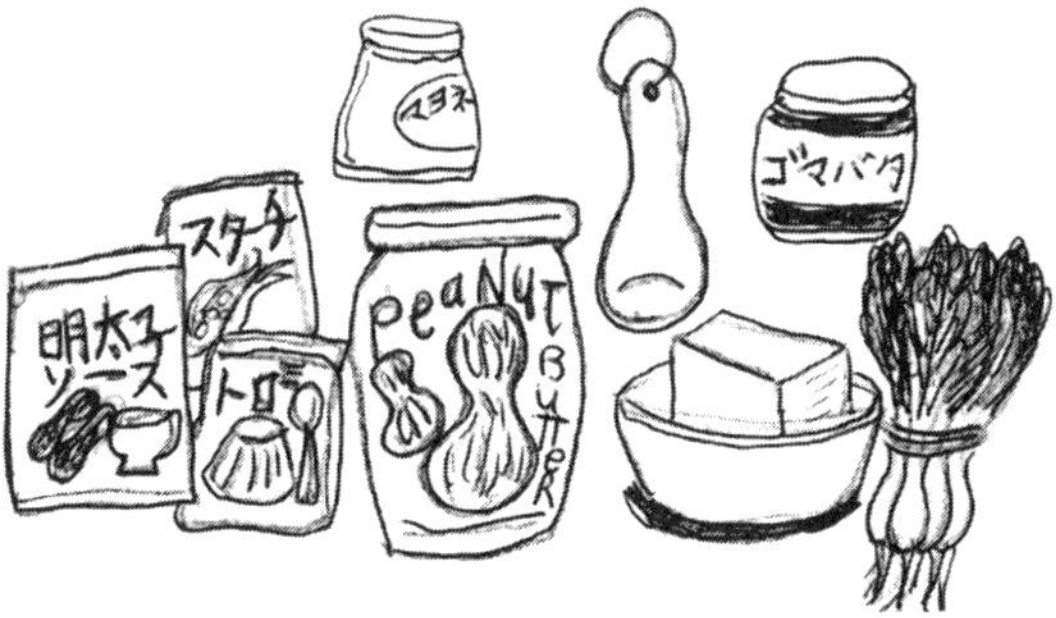

するための重要なサインです。体調のよいときは少し噛み応えのあるものに挑戦するようにしましょう。よく噛むことが、飲み込む力の低下を防止するのに役立ちます。唾液は飲み込みをよくする最大の潤滑油です。難なく飲み込めるかどうかはその日の体調にも左右され、環境や食事での集中度などで食べられるものが変わります。一口ずつ慎重に安全を確認しながら飲み込むことが大切です。

ホワイトソースなどのとろみのあるソースをからめると食べやすくなります。白和えなどの和風の和えものもよいでしょう。ピーナッツバターを使えば、豆腐の水切りなしに簡単に白和えができます。訪問栄養指導をしている栄養士さんたちが考案しました。これを市販の惣菜に少し加えて食べやすくする工夫もあります。**増粘剤**もいろいろ出ています。好みで使いやすいものを選ぶと良いでしょう。柔らかく炊いたご飯は、嚥下力が落ちてきた人にも食べやすいことが多くあります。おかずをご飯に載せてあげると食べてくれる認知症の人も少なくありません。**明太子ソース**など、ご飯を美味しく食べやすくする便利な**嚥下補助ソース**も市販されています。

21

好きなものおいしいものなら食べられる

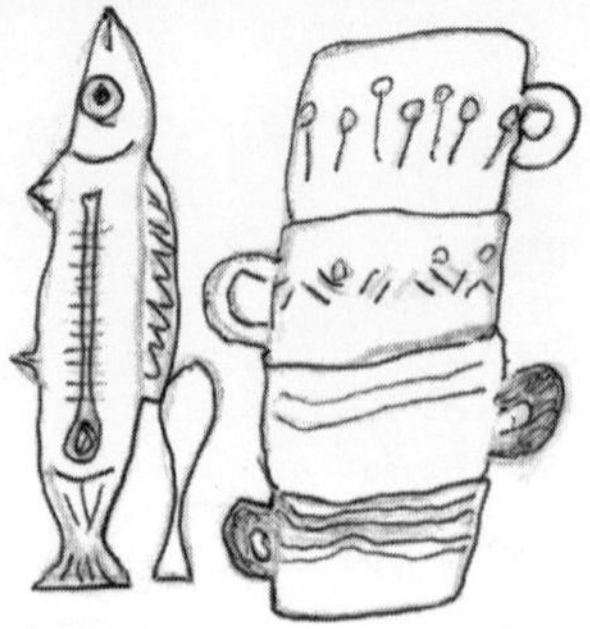

経管栄養の入所者がお花見でおすしを食べてしまうように、雰囲気や気分によって食べられるものが変わります。好きなもの、おいしいもの、おいしそうなものなら食べられます。

おいしさを感じる温度も大切です。**体温と20℃以上の差**があるとおいしいと感じます。冷たいものは10度くらいに冷やし、温かいものは50度くらいが望ましいでしょう。食事に時間がかかる人では時間が経つと室温に近くなるので気をつけましょう。飲み込みに障害がある人は口の中での温度調節がむずかしいので、熱すぎるものは特に要注意です。**ポタージュ**などは、表面が冷めても中が熱くてやけどをしやすいので、熱すぎないように気をつけましょう。食べ続けることが、食べる機能を維持する最大のコツです。

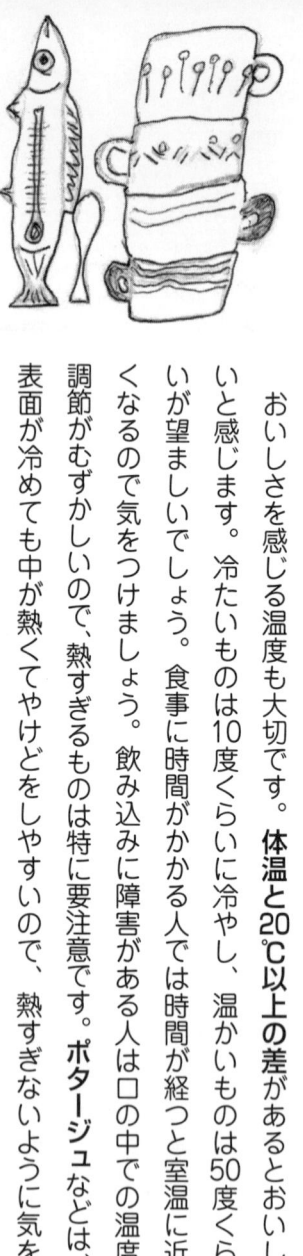

事例①

内視鏡検査を受けたばかりに

認知症で食事中にむせることが多くなったIさんは、食べることが大好きでした。むせながらもデイケアでの食事は完食し、うっかり目を離すとお隣の人の分も食べてしまうほどでした。

ところが、むせるからと専門医療機関を受診し、内視鏡検査で嚥下を診たところ誤嚥しているということで、ドロドロのミキサーペースト食になりました。完食するものの体重は減っていくようでした。頬はこけ体力も低下していくのではと心配です。

むせることはなくなりましたが、リスクをとりながら食べ続けるか、摂取カロリーが低下しても飲み込みやすい食形態にするか、ご本人はどちらを望んでいるだろうか、余命としてはどちらが有利か、と考えてしまいました。

22

咀嚼は歯だけで行っているのではありません

安全に美味しく食べ続けるために、円滑な嚥下反射を起こすために、咀嚼はとても大切です。人生の最期まで口から食べ続けるために自分の歯でも入れ歯でも歯があったほうが断然有利です。しかし、現実には健康な自分の歯がそろっている人は少なく、歯の力を補うために、むしろ舌や唇の動きが大切です。丈夫な自分の歯で噛めるありがたさは何物にも代えがたいものですが、歯がなくても、ある程度の咀嚼はできます。舌と頬、口蓋で、よく食べ物を唾液と混ぜ合わせることです。咀嚼により脳の血流量が増え、そのことが認知症予防に関連すると言われています。食事や生活習慣、口腔ケアや口に関わることが認知症予防にも効果があります。

歯があると食事が楽しめる、噛むことによって美味しさが増すことは格

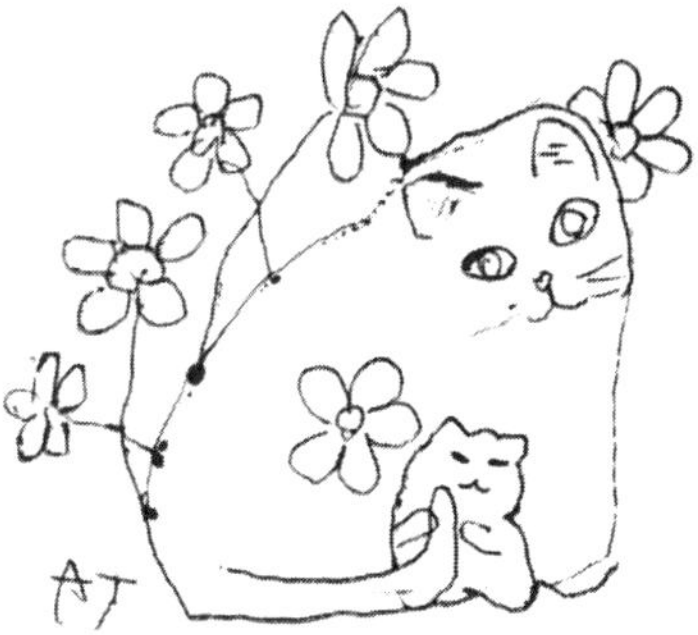

別です。歯がなくても生きていけるけれど、あれば楽しいのです。

自分の歯が1本もなくて、入れ歯もしてないのに「普通のご飯が問題なく食べられる」と言う方が少なくありません。不思議な気がしますが、健常な人の普通の生活でも歯を使わずに食べることはあります。豆腐などは舌で押しつぶし味わいます。口の天井にあたる口蓋には、洗濯板のようなザラザラの襞《ひだ》（口蓋皺壁《すうへき》）があり、そこに舌と頬の力を使って咀嚼することにより、かなりのものが食べられます。噛むことで味わいが深くなることは何ものにも代えがたいものです、歯を使わない咀嚼でも、いきなり丸飲みするのではなく、口の中のセンサーを働かせて、唾液とよく混ぜ合わせることが大切です。

老後の楽しみは、食べること、話すこと、どちらも口の健康が大切です。1本でも多く歯を残して、なるべく長く持たせるよう、その人なりの健康な口腔を保つための口腔ケアを考えていきましょう。

23

唾液は命の水
安全な飲み込みのためにも大切です

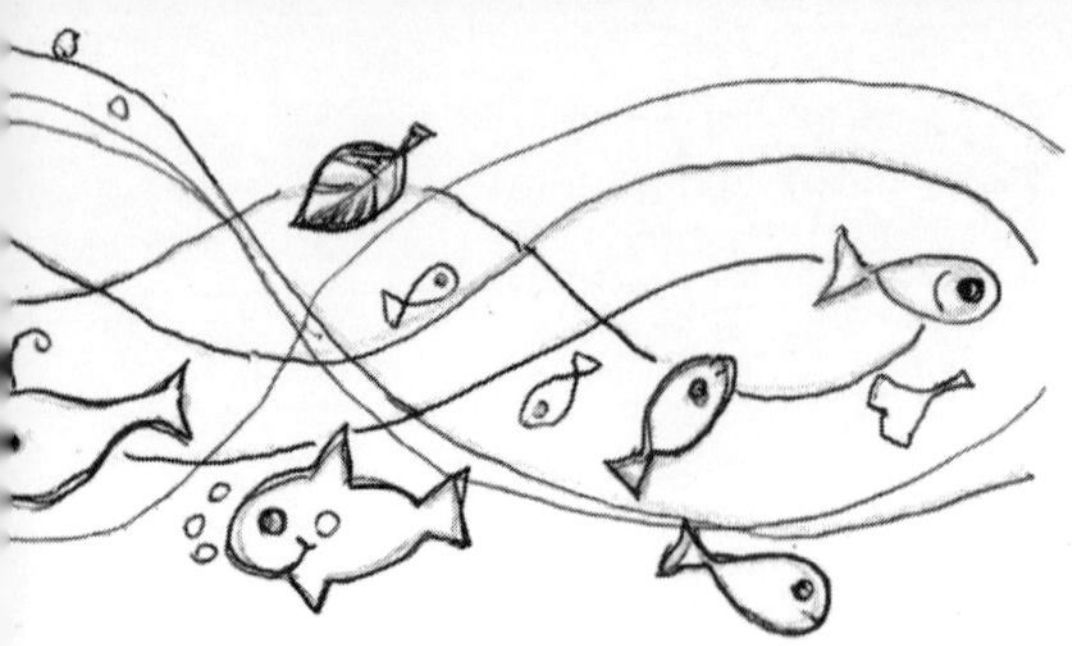

唾液は1日に1～1.5リットル出て、無意識のうちに1日に600回以上、つまり、5分間に2、3回は飲み込んでいます。

口の中にまんべんなくサラサラのきれいな唾液が常に流れていると、清潔で健康な状態に保てます。口腔粘膜には左右三対の大唾液腺のほか、無数の小唾液腺があります。それらの唾液腺から分泌される唾液で常に潤っていると、口腔内は健康な状態が保てます。

唾液には口の中を清潔に保つだけでなく、嚥下を助ける重要な働きがあるのです。嚥下をスムーズに行うのと同時に、会話など口の働きを滑らかにする潤滑油として働きます。

おしゃべりをするとのどが渇きます。あるいは、緊張したときにはのどがカラカラになることもあるでしょう。いろいろな原因で唾液分泌が低下する

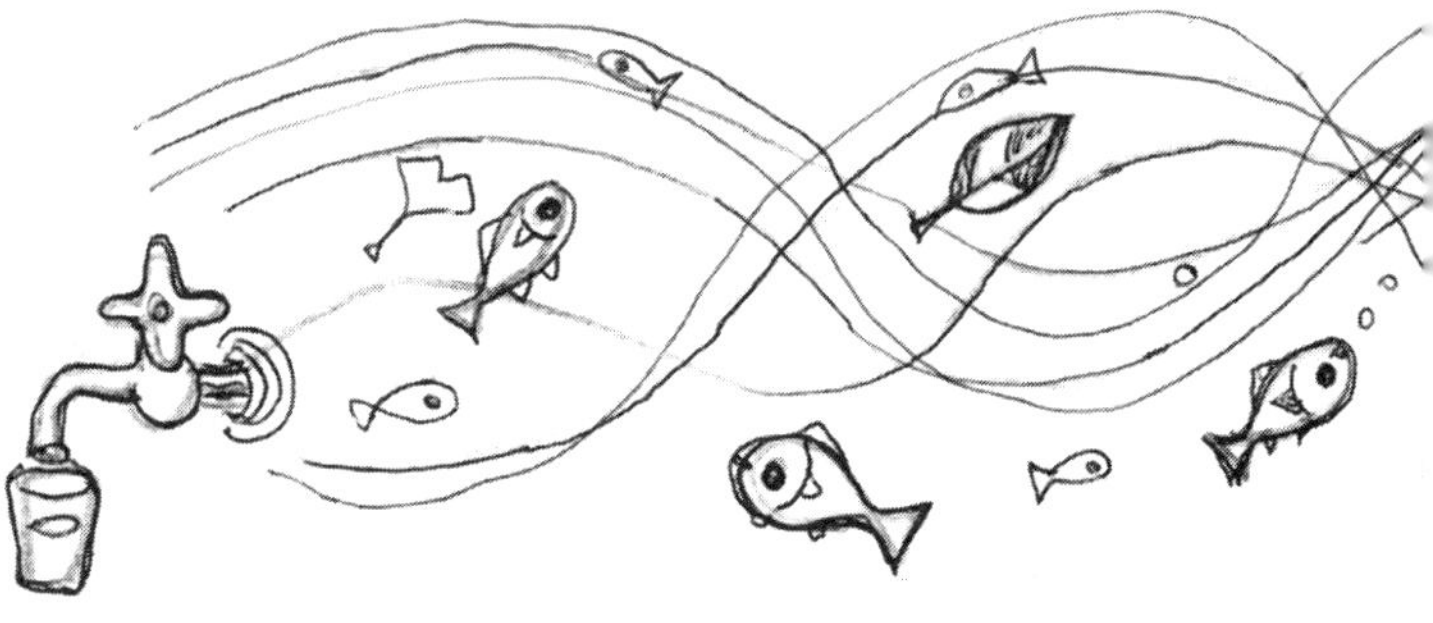

と口の中がネバネバしてきます。粘っこくなったら、水分を摂って口の中を湿らせることが大切です。「**溜り水は腐る**」のです。**緊張すると口が渇く経験は多くの人がしている**でしょう。緊張したときに働く交感神経が優位になると闘争モードになり、唾液の分泌は減り、粘り気の強い唾液が出ます。

ストレスの多い生活で緊張状態が続いていると、唾液が減り、口腔内環境が悪化します。副交感神経が優位の状態では、サラサラした（漿液性）唾液が出て、口の中がよく潤って健康的な環境が保てます。睡眠不足や過労、食生活の乱れは唾液を減少させやすく、口腔のトラブルを引き起こしやすくなります。

唾液は歯と口の健康を保ち、嚥下を円滑にする命の水です。体液の中で最も塩分濃度が低く、水より比重が軽く、高塩分の食べ物の塩分濃度を薄めて胃液の負担を軽減し、食べ物の微妙な味を識別します。発ガン性物質を中和する働きもあります。唾液の流れのよい部位には虫歯もできません。虫歯も歯周病も、就寝中に唾液の分泌が減少して悪化しやすいため、就寝前の歯磨きが大切です。

24

唾液の中には、免疫抗体、リゾチームやラクトフェリン、さまざまなホルモン等があります

ところで、小さな傷は「唾をつけておけば治る」といわれたことはありませんか。唾液の中には免疫抗体があるからです。唾液には免疫抗体に加え、リゾチームやラクトフェリン、さまざまなホルモン、消化酵素など、有益な成分がたくさん含まれています。胃酸は強酸で、たいていの細菌が死滅しますが、その前に、唾液の働きで悪いものがかなり排除されます。

いろいろな刺激によって唾液は出ます。なかでも**噛むことは唾液の分泌を促します。**リズミカルに噛むことで、唾液腺を機械的に刺激し、唾液の分泌を促します。レモンなどかんきつ類も唾液の分泌を促します。このような唾液を、ふだんの安静時唾液と区別して刺激唾液といいます。香辛料を上手に使って食欲をそそることで唾液の分泌を促すことができます。

味だけでなく、匂いも効果があります。食欲の60パーセントは香りで引き出されるといわれます。うなぎの蒲焼きや焼き肉などの香りが強いものは、好きな人であれば食欲がそそられるでしょう。もちろん、ハーブなども唾液分泌を促します。ただし、強すぎると逆効果のことがあります。梅干しは唾液の分泌を促して食べ物を飲み込みやすくし、整腸作用もあります。

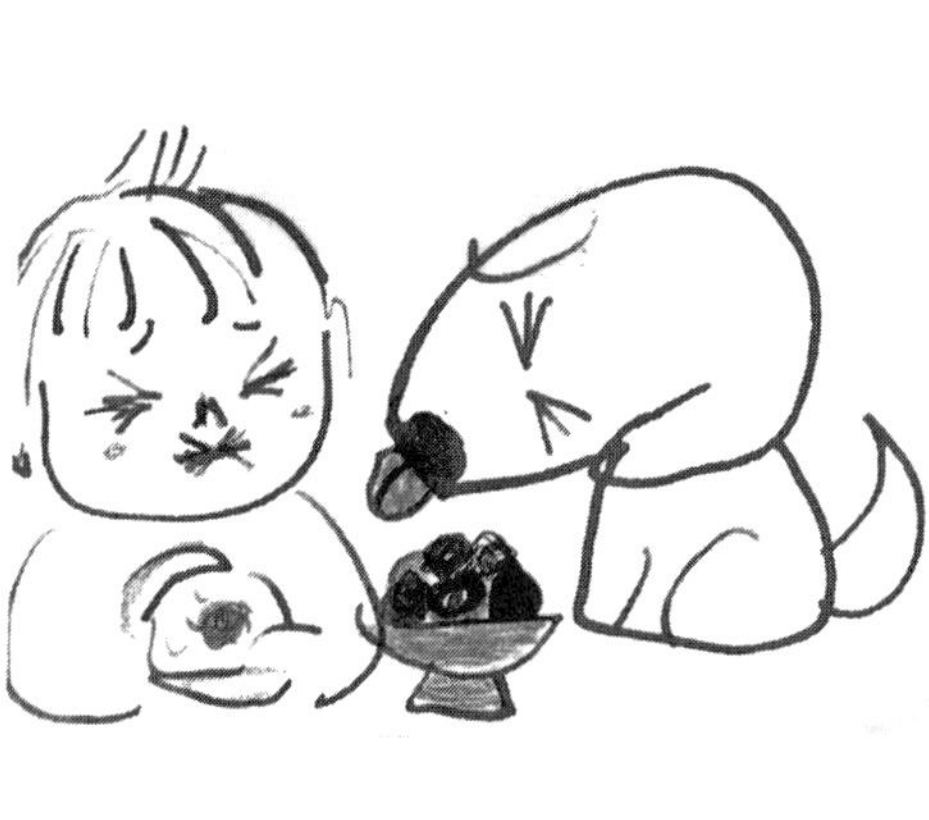

25

薬は唾液の分泌を抑える

唾液の分泌を抑制する最大の原因が薬の副作用です。高齢者は複数の慢性疾患を抱えて薬を何種類も飲んでいることがあります。**薬には副作用があり、ほとんどの薬が唾液の分泌を抑え**ます。薬局で薬を受け取るとき、一緒に副作用についての注意書きが渡されます。そこに「口渇」と小さく書いてあることが多いです。日本では、医師も薬剤師もこの副作用をあまり重大には考えていないようです。唾液の分泌が減少することで、少し口が渇く程度に捉えているのでしょう。唾液は命の水です。食事がしにくい、飲み込みにくい、虫歯になりやすいなど、口の中に種々のトラブルを引き起こしやすくなります。

アリセプトはアルツハイマー型認知症の症状を抑える世界初の薬とし

て、1997年に発売されて以来、進行を遅らせる画期的な薬として期待されました。しかしながら、日本で行われた臨床試験では効果は明らかでなく、過剰な期待は禁物です。

家族にはほとんど効果が感じられない例も少なくありません。かえって副作用で困ったケースもあります。

「薬剤性パーキンソニズム」という、パーキンソン病のように手が震えたり、脚がもつれたりする症状が出ることがあります。

それでも、アリセプトは順調に売り上げを伸ばしています。本人や家族としては薬に頼りたい気持ちもあるでしょう。製薬会社の売り上げは、私たちが払う**保険料や税金**で支えられています。無駄なだけでなく、有害な薬のために国民医療費が押し上げられているとしたら悲しいことです。

唾液の分泌が少なくなり利用者の飲み込みが悪い場合、薬について医師に相談してみることも大切だと思います。薬の服用を勝手に止めてしまう人も少なくないようですが、残薬の問題は、みんなの税金と保険料による負担とともに、捨てられる薬の生態系への影響など、さまざまな問題を含んでいます。処方箋の段階できちんとした説明を求め、納得のいく処方をしてもらいましょう。自分の身体のことは、自分が管理責任者です。「薬を変えてください。投薬をやめてください」と言うのでなく、「唾液が少なくなって、飲み込みにくくなっているようですが、薬の影響でしょうか？」などと状況を話してみたらいかがでしょうか。その返事で医師の姿勢を知り、最終的に判断するのはあなたです。

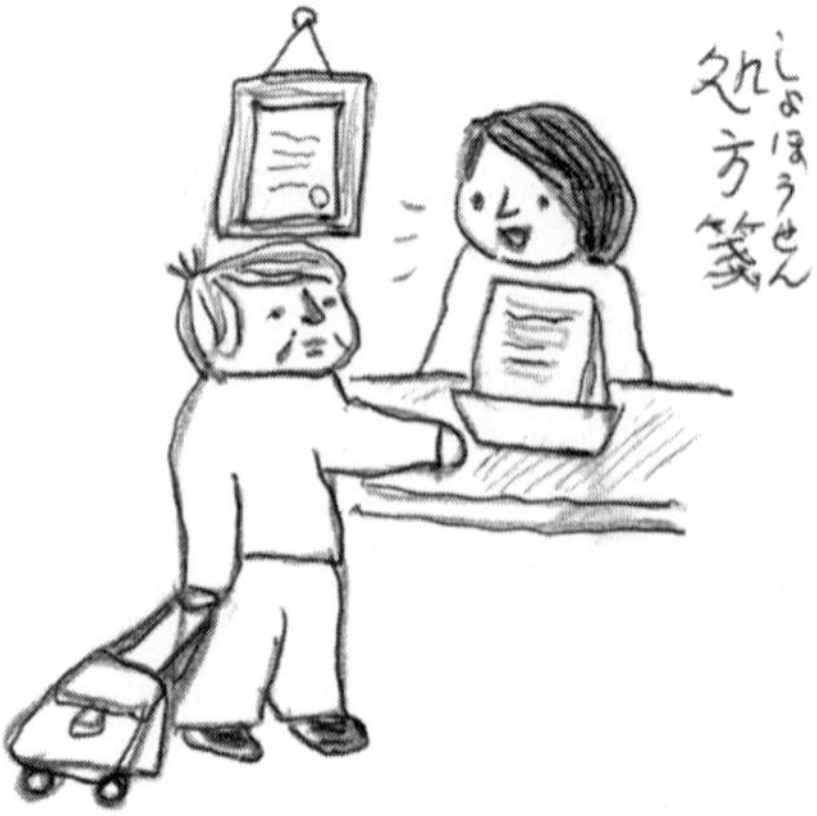

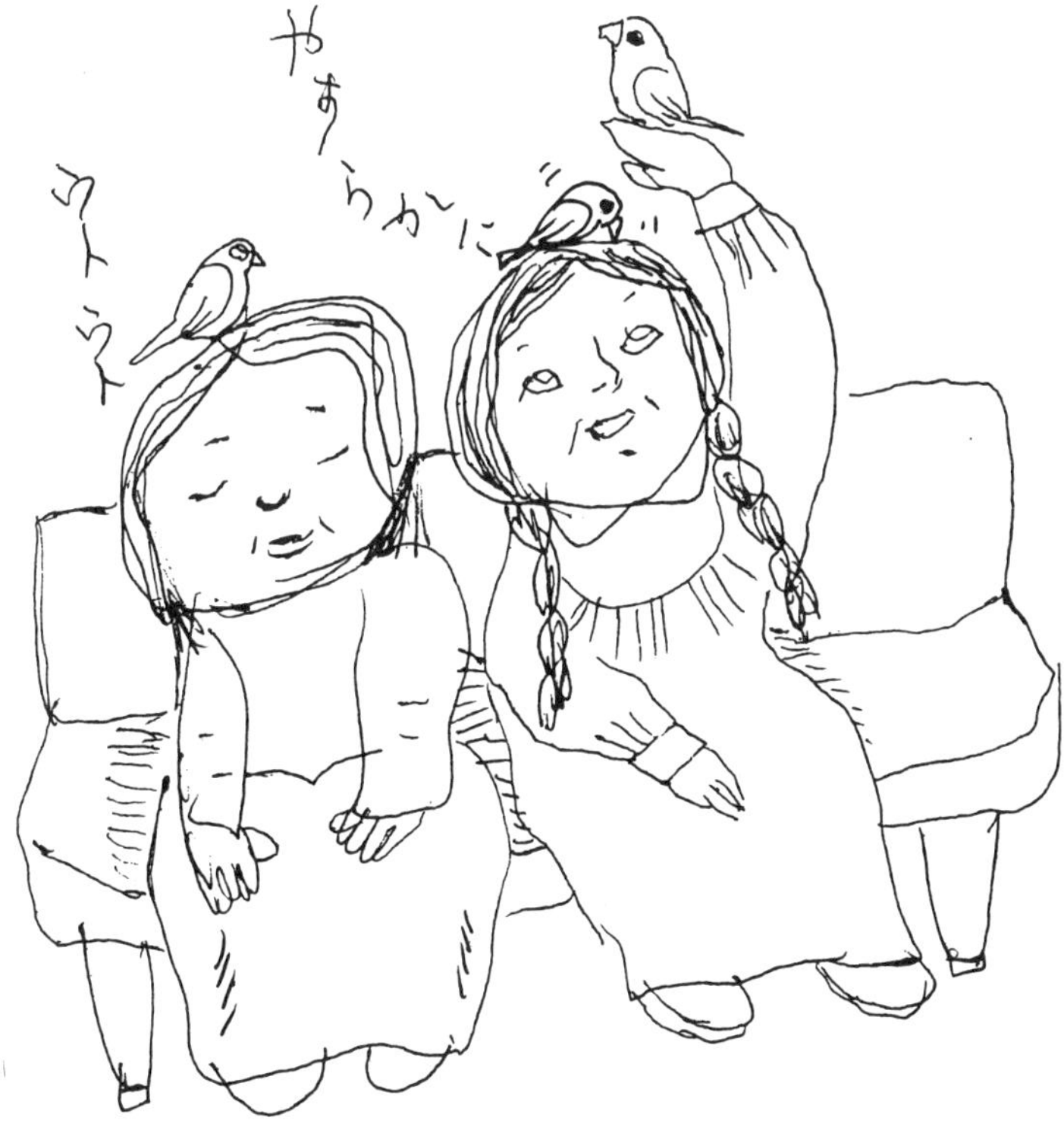
やわらかに

26

食べること、飲み込むことに集中しましょう

嚥下リハビリの間接訓練は、簡単に日常生活に取り入れることができると述べました。食事の準備運動として、口を動かすことが大切で、あとでも述べますが、「いただきまーす」と声を出すだけでも準備運動になります。いきなり食べ始めてむせないように、落ち着いて準備を整えてから食べましょう。

姿勢を整え、手や口、のどをきれいにして、食事に集中できる雰囲気で体操を始めてみましょう。

まず、**深呼吸**です。呼吸と飲み込みは同じ器官を使うのですから。ゆっくり大きく鼻から息を吸いこんで、口からゆっくりと吐いていきます。キリスト教徒の方なら食前のお祈りには声を出して、讃美歌を歌うのもいい

でしょう。口腔リハビリは生活リハビリの1つで、食べ続けることが一番の食べる機能を維持し高めるように、生活の中で口を動かし続けることが大切です。

身体を動かす前にウォーミングアップが必要なように、食事の前にも準備が大切です。ウォーミングアップとして、深呼吸や発声、肩や首の運動をすると効果的です。深呼吸を数回してから、首や肩を回したりほぐしたりします。その後、口を大きく開けたり頬を膨らませたり、すぼませたりして口腔周囲筋を動かしましょう。

重度の嚥下障害がある人でも、問題なく消化管に入っている量がかなりあるようです。ところが、唾液で誤嚥性肺炎を起こすこともあります。唾液そのものは無菌で肺炎のもとにはなりませんが、口腔ケアが行き届いていなくて、汚れた口腔内に滞留した唾液を無意識のうちに誤嚥するのは危険です。口腔内常在菌が1ミリリットル中に億単位で含まれています。土壌中と匹敵する数の細菌が生息しています。唾液中の細菌の数は変動をしますが、ゼロにはできません。流れが滞った唾液ではかなりの数になります。食事の前にうがいをするだけでも、唾液中の雑菌が減ります。食事前の口腔ケアが有効なのはこのためです。誤嚥しても肺炎になるリスクが減り、より安全に食事をすることができます。嚥下機能はその機能が落ちても無意識に働いている生存に不可欠な機能であり、唾液は最も安全に飲み込めます。

嚥下反射のタイミングにずれがある場合は、前述した「ゴックン、ハー」を食事の前にやってみましょう。意識して、ゆっくりとタイミングを練習します。順序は次のとおりです。

❶嚥下の前に鼻から息を吸いこむ
❷しっかり口唇を閉じ、息を止め、唾をゴックンと飲み込む
❸口から思い切り息を吐く

これを意識してタイミングをとりながら行います。それから、1口ずつゆっくり食べましょう。

テレビを見ながらの食事は、嚥下力が低下している人には危険です。声かけにも気をつけましょう。

歯があるほうが良い　自分の歯をできるだけ残すために

27 鏡で口の中を見てみましょう

歯磨きをしない日本人はほとんどいません。しかし、適切な口腔ケアができているかというと、かなりの人に黄色信号が点滅するのではないでしょうか。

「磨いているから大丈夫」と自信を持っている人こそ心配です。思いがけない落し穴があります。磨いているつもりでも、気づかないうちに、**歯ブラシの当て方や力の入れ方**が悪くて、不十分な部位もあれば逆に歯や歯ぐきを傷めている部位があるかもしれません。かけがえのない宝物をおろそかにしていないでしょうか。歯に愛情をかけてほしい、愛情の基本は関心を持つこと、まず見てあげてほしいのです。鏡で口の中をよく見てみましょう。歯ぐきの色をよく見てください。歯と歯ぐきの境目が赤く腫れっぽくなっていま

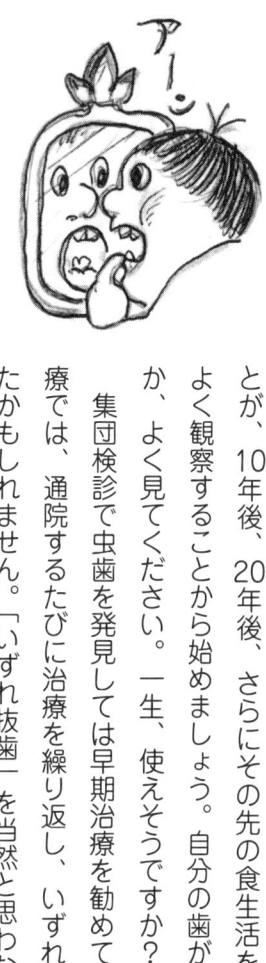

せんか？　かけがえのない宝物が心地よさそうにしていますか？
シニア世代の口の中は、今までどんな歯科医に巡り合ってどんな治療を受けてきたかの反映です。「何かあったら歯科医院へ」という行動パターンのなれの果てとも言えます。
好きなものを自由に食べる、自分の歯と口で安全に美味しく食べられることがどんなに貴重なことであるかを、問題が起きて初めて知る人は少なくありません。だからこそ、不自由なく食べられるうちから考えてほしいのです。いえ、何か不安を抱えている人には、尚さら。放置しても良くなりません。今、口への関わりを見直し、歯と歯ぐきのケアを適切にすることが、10年後、20年後、さらにその先の食生活を豊かにします。まずは、よく観察することから始めましょう。自分の歯が何本あって、どんな状態か、よく見てください。一生、使えそうですか？
集団検診で虫歯を発見しては早期治療を勧めてきた従来のような歯科医療では、通院するたびに治療を繰り返し、いずれは抜歯が当たり前に思えたかもしれません。「いずれ抜歯」を当然と思わないでください。

28

歯を磨く目的は、年とともに変わります
子どもは虫歯予防、大人は歯周病予防、
高齢者は肺炎予防

歯を磨く目的は、年齢とともに変わります。子どもは虫歯予防、大人は歯周病予防です。お年寄りは肺炎予防で、ブラシの選び方も当て方も違う、と話すと驚かれます。もちろん、どんな人でも歯がある限り虫歯のリスクはあります。しかし、大人になってから新たな虫歯はできにくくなります。ただ、新たな虫歯はできなくても、治療済みの歯は再治療のリスクがあります。**大人の虫歯治療はほとんどがやり直し**です。詰めたもの被せたものは残念ながら一生耐久することは少なく、寿命は平均10年と言われています。再治療になれば歯へのダメージは大きくなります。ですから、虫歯治療の最初の介入は慎重にしないといけません。虫歯は「早期発見・早期治

療」でなく、同じ治療をするなら、止まってしまうこともあるので、介入はできる限り遅く、進行しないよう経過観察しましょう。逆に歯周病では自然治癒はありませんから早期介入が必要です。歯を長持ちさせるためには、「虫歯治療は遅く、歯周病は早く」が肝要です。

虫歯や歯周病予防のための歯磨きでは、歯ブラシの毛先を歯の面にあててプラーク（歯垢）をとることが大切です。歯磨きペーストは、つけなくてもかまいません。つけないと磨いた気がしないという人もいますが、それは歯磨きペーストの中に含まれている清涼剤でごまかされているのかもしれません。

歯磨きペーストに含まれるフッ素は、歯質を強化し虫歯予防に役立ちますが、毎回つけなくてもよいと思います。たまには、何もつけないで、さっぱりするまで時間をかけて、ていねいに磨いてほしいのです。

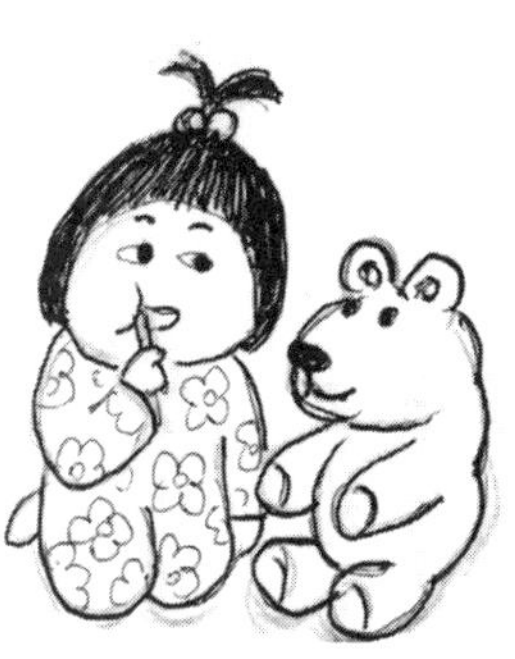

29

「ながら磨き」をお勧めします

歯周病になりやすいシニア世代には、予防のために、とくに歯と歯ぐきとの境目にていねいに歯ブラシの毛先をあてることが大切です。立ったまま洗面所でじっくり磨くのは、健康な人でも疲れます。テレビなどを見ながら磨く「ながら磨き」をお勧めします。ほとんどの人が歯磨きペーストと歯ブラシをセットに考えているようです。「洗面所で歯磨剤をつけてゴシゴシ」というスタイルです。ペーストをつけると口をゆすぎたくなりますが、何もつけなければ、洗面所でなくても、どこでも磨けます。

いつでも、どこでも、時間をかけて、ゆっくりていねいにせめて洗面所に椅子を置いて、座ってゆっくり歯を磨いてほしいと思います。健康で洗面所で立って磨いている人の時間は、ていねいに磨いている人で30秒～1分半く

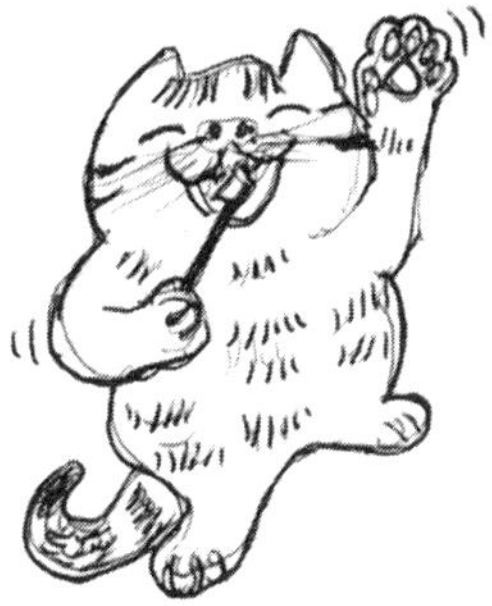

らい、普通に磨いている人は20〜30秒くらいです。虫歯も歯周病も、なりやすい部位（好発部位）があるので、そこを重点的に歯ブラシをあてることが大切です。好発部位は年齢や口の中の状態によって異なりますが、ある程度限られています。その部位に付着した菌の塊を壊すことが肝要です。

大人になって、新たな虫歯の発生は少ないのですが、高齢者では根元の部分に厄介な虫歯ができます。加齢で歯ぐきが下がり、歯周病があればさらに根面が露出し、**根面に虫歯**ができやすくなります。歯冠部はエナメル質で保護されていますが、根面部は軟らかいセメント質で、おまけに根は歯冠部より細いので、治療が難しい虫歯ができます。あっという間に根面に虫歯が進んで歯が折れてしまいます。「被せてあるから大丈夫」と思っていた歯がポロリと欠けるのはこの虫歯のせいです。認知症が進んでいくと、歯がポキポキ折れるように根面の虫歯で歯がなくなっていくことも珍しくありません。

認知症の方に「やさしく、時間をかけて磨いてくださいね」と言うと「かわいがってあげないとね」と私の口ぐせで返してくれました。

30

歯は食器です。食器（＝入れ歯）は毎食後洗いましょう

ブリッジ、差し歯、入れ歯、外せるものはどれか分りますか？　時々、自分の口の中のものが外せるものかどうか認識していない人がいます。入れ歯の外し方は結構難しくて、下手に外すと支障を来すことがあるので、作った歯科医院で慣れるまで、練習が必要です。使いこなせるようになった後も定期チェックが欠かせません。特殊な精巧な入れ歯では、歯科医でも外すのを躊躇《ためら》うことがあります。作った歯科医から、使う本人がきちんと教わっておかないと残っている歯を傷めたり、入れ歯が歪んだりするので要注意です。

歯はネコのヒゲと同じような鋭敏な感覚器官です。歯根膜からの脳への刺激伝達は緻密にできています。それで、食べ物中の小さな異物を識別で

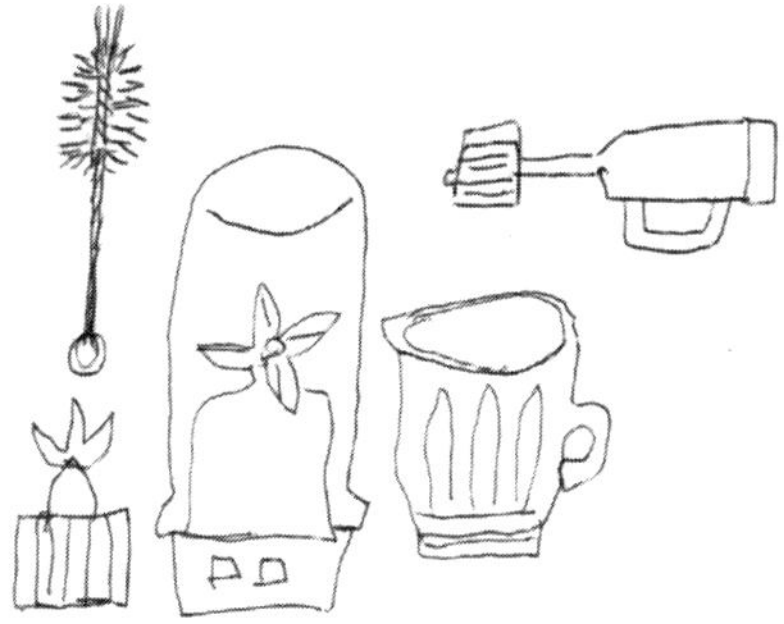

きます。ミクロン単位まできわめて精確に触知できます。だから、噛みごこちが全く違うのです。やはり歯はあったほうがよい。自分の歯で噛めると断然楽しいしおいしい。自分の歯を残すことを、健康なうちから心がけてほしいのです。

認知症の方は歯が少ないと言う人もいますが、関連はわかりません。歯を失ったから認知症になりやすいわけではないでしょうし、因果関係は明らかではありません。しかし、なんらかの関係が示唆される事例は少なくありません。認知症がまったくなくて**高齢でも若々しく活躍している人**には**歯が健康な人**が多いのです。

歯は食器です。道具をいつでも使いやすい状態にしておくためには手入れが大切です。歯も点検と手入れが大切です。口の中をきちんと観察し、保守点検を欠かさないようにしましょう。ミキサーやフードプロセッサーの刃の部分を使用後に丁寧に洗わないと次に使う時に困るように、歯も細かいところに残った滓を毎回取り除いておくことが必要です。入れ歯を口の中の調理器具として具合よく使うために、毎食後外して洗ってほしいものです。

31

歯周病は、糖尿病との関連が明らかになりつつあります

歯周病は沈黙の病といわれます。自覚症状が出るのはかなり進行してからです。よく気をつけていないと手遅れになりがちです。いずれ抜かざるをえない状況になって見つけるのではもったいないです。歯ぐきの腫れなど初期症状で気づくことが大切です。歯と歯ぐきの間にはポケットというすきまがあり歯周病はここの炎症で、歯を支えている骨を溶かし、やがて抜歯に至る経過をたどることになります。歯は抜いてしまうともう生えてきません。総入れ歯は部分入れ歯より手入れが簡単な面もありますが、「自分の歯があればなあ。大切にすればよかった」という後悔は齢を重ねるとともに大きくなるようです。

歯周病の診断にはポケット測定が不可欠ですが、存外に大変です。歯ブ

ラシが届くのは2ミリまでで、5ミリ以上のポケットは歯科医院でも対応が難しく、残念ながら3ミリから5ミリの歯周病にきちんと対応できるのは1割以下です。

脳卒中の人ではなぜか歯が悪い人が多いと感じる歯科医も少なくありません。もちろん、十分に手入れをして歯の健康に留意していても、脳卒中や認知症になることは防ぎきれません。

それでも、梗塞巣から歯周病病原菌が見つかったなどの状況証拠から、脳梗塞、心筋梗塞との関係がありそうです。

糖尿病との相互関連も明らかにされつつあります。糖尿病の人は歯周病が悪化しやすく、トラブルを起こしやすいのですが、逆に、**歯周病をコントロールすることで糖尿病が改善した例**が報告されています。口腔の健康に留意している人は全身状態も良好で若々しい人が多いと感じます。

歯を失う二大疾患である虫歯と歯周病は、感染症であり生活習慣病ですが、本来は稀な病気です。30年前に「本来稀な病気」と聞いたときは驚きました。日本人は歯が悪く出っ歯が多い、中高年になれば歯周病で歯が緩んで出てくるのは当たり前、と思われていた時代でしたから。最近は歯周病の発症がかなり遅くなったと感じます。しかし、まだまだ歯周病への理解と日常のコントロールは後手後手になっていると思います。遺伝素因もあり、歯周病は本当に厄介な病気なので、歯の数だけをことさらに強調したくありませんが、今ある歯を最大限長持ちさせましょう。

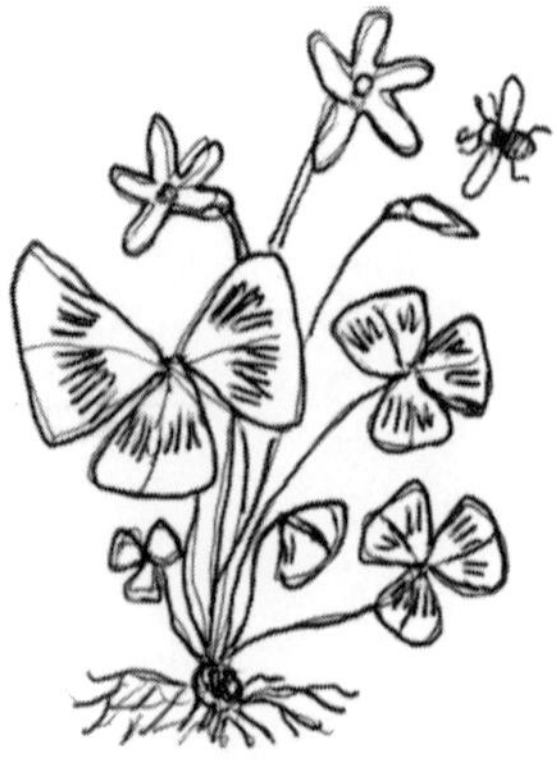

事例②

8020調査で

80歳で20本以上の歯を残そうという8020（ハチマルニイマル）を提唱しはじめた30年前、高齢者の口腔内を実態調査して、92歳で30本の歯がある元気な男性に「歯のお手入れは？」と訊ねたら「何もしていません」と言われて驚きました。実際に歯石も付着していましたが歯科医院には行ってませんでした。歯周病は遺伝的素因が大きいと痛感しました。エスキモーの調査でも、文明食が入る前の、生肉を食べる狩猟生活では歯の病気と無縁だったようです。持って生まれた歯の質、唾液の質、食生活など、たまたまラッキーな方もいるものだと感心しました。熱心に磨いていても歯を失う人もいれば、歯石があっても全くグラつかず丈夫な歯の人もいるのは不公平なものですが、遺伝的に不利な状況でも、適切なケアでコントロールできます。

32 人生は歯のようなもの

歯周病こそ「早期発見・早期治療」が大切なのに、虫歯は過剰治療されても歯周病は多く見逃されがちです。心ならずも歯を失ってしまうのは、生活習慣病であり感染症である歯周病が正しい診断と適切な対応がされていないことが大きいと思います。敵の真の姿を知らなければたたかうことはできません。その原因菌がありふれた常在菌であることも、軽視されてきた一因でしょう。

自然界のどこにでも、空気中にも水中にも雑菌はいます。とりわけ土壌中には数多くの雑菌が棲みついています。人の消化管内には、口から食道、胃腸を経て肛門まで、土壌中に匹敵するくらいの雑菌がいます。その消化管の入り口である口のなかにも、常に数百種類以上、数億個の雑菌が生息しています。いるのが当たり前の菌です。雑菌＝悪者ではありません。乳酸菌のように善玉菌といわれる菌もいます。地球上に生きる限り、病院の無菌室は例外であって、人はふつうは菌とともに生きているのです。口の中の菌も、その多くは病原性を持ちませんが、うっかりすると繁殖し、さまざまなトラブルを起こします。常在菌が悪さをしないよう、増えすぎて暴れないようケアが常に必要なのです。

　人の目に触れない密室では悪だくみが起こりがちです。口腔内にいる雑菌はもともと病原性の弱いものですが、長時間放置するとケタ違いに数が増えます。すると空気が入らない状況になり、嫌気性菌という、たちの悪い菌が繁殖します。情報公開、透明性は民主主義の基本で、社会の健全性を保つにもクリーンで新鮮な空気が大切です。

　空気がないところで生きる菌は、虫歯や歯周病だけでなく、肺炎やほかの全身疾患にも関与することがあります。脳梗塞や心筋梗塞は、血栓という塊が血管を詰まらせることにより発症しますが、その塊の中に口にいる歯周病原菌が見つかりました。歯ぐきから血管に入って梗塞を起こしたと思われます。それで、歯周病と全身との関連が注目されています。歯周病が進行して嫌気性菌が繁殖して悪ささえしなければ、問題を起こしません。

さて、老化現象の範囲の変化と病的な変化を見分けるのは難しいものですが、後で「しまった!」と思わないようにしたいものです。

こんなシャンソンがあります。

セルジオ・レジャーニが唄う『人生は歯のようなもの』というシャンソンです。

人生には楽しいときもあれば、悲しいときもあります。そして大人としてのいろいろな悩みが重なるころ、歯も悩みを抱えます。やがて多くの歯は健康を保つことが難しくなってきます。

人生は今や90年、100年の時代です。けれど，歯の人生はその半分といえます。歯の悩みを解決して，歯がともにある人生にしましょう。

高齢者に「後悔していること」を問うと、いまは歯が1位です。この時代は終わらせましょう。

人生は歯のようなもの

La Vie,C'est comme une Dent

充実した日々を過ごせるのを人はあたりまえと思っている

D'abord on y a pas pensé

毎日なんでもかめるのを人はあたりまえと思っている

On s'est contenté de Mâcher

けれど、あるとき突然、歯もこわれはじめる

Et puis, ça se gâte soudain

人生も同じ。むずかしいことに出くわす

Ça vous fait mal,

このときになってその大切さに気づく

Et on y tien,

そして、あわてて救おうとこころみる

Et on la soignet

もとどおりにすることのむずかしさに、ためいきをつく

Et les soucis,

抜かずにすますには苦労の連続

Et pour qu'on soit vraiment guéri…

まるで人生のように

Il faut… vous l'arracher,… La Vie !

　訳：石川　烈

33

よく噛んで食べることは、高齢者にはとくに大切です

3章で咀嚼は歯だけによるのではないと書きましたが健康な歯であれば、格段に咀嚼能率は上がります。シニア世代であれば、歯や歯ぐきに問題を抱えた人も多くいます。それでも、1本でもあれば大切にしてください。

よく噛んで味わいながら食べることは大切ですが、では、よく噛んで食べたときとあまり噛まずに食べたときとの消化・吸収はどのくらい違うのでしょうか。実はあまりよくわかっていません。よく噛んだときと噛まないときとの吸収の差に関しては、人体実験が難しいこともあり、十分に解明されていません。消化・吸収は個体差が大きく、多くの要素が関与しています。よく噛んでも噛まなくても、若い人など消化管の吸収能力の高い人はあまり関係ないようです。ところが、年をとると消化液の分泌が少な

くなり、胃腸の働きが低下します。消化不良による栄養不足になりやすいのです。十分に消化できなくて栄養不良になると、身体の中の電解質量や体温を一定にする働きが衰えてきます。その結果、体調を崩しやすくなるので、よく噛んで食べることは高齢者にはとくに大切です。

コラム⑤
フレッチャーさんの完全咀嚼

フレッチャーさんという人が、よく噛むことで元気になった体験から「完全咀嚼法」を提唱したのは，100年以上前です。

医者から見放されるくらい病弱だった彼は、食べものを完全に咀嚼し吸収することで、ごく少量の食事で元気に過ごせることを実践しました。食べものによって違うので正確な回数はいえませんが、どろどろになるまでよく噛むことがポイントです。完全に口のなかで消化された状態になってから飲み込みます。

少量の食事で満足ができ元気に過ごせる良い咀嚼法ですが、なかなか実践されません。現在ではスポーツ選手が減量するときなどに使われています。

よく噛んで食べたほうがよいとわかっていても実行できない，わかっていてもできないことは誰にでもあるとは思いますが。

34 入れ歯を入れたら歩けるようになった!

入れ歯が壊れたら起き上がれなくなった、あるいは入れ歯をしたら歩けるようになったという話を聞きます。直接的な因果関係はよくわかりません。しかし、なんらかの関係があるようです。生きる力の根源につながる、人間としての存在を支える力が口にはあるようです。

ただ悩ましいことにメガネと違って、入れ歯は作ればすぐに使えるものではありません。もちろんすぐに使える例もありますが、一般的に慣らしや調整が必要です。

老後の楽しみは、食べること、話すこと、どちらも口の健康が大切です。1本でも多く歯を残して、なるべく長く持たせるよう、その人なりの健康な口腔を保つための口腔ケアを考えていきましょう。

歯が1本欠けても会話に支障をきたすことがあります。発音を助ける歯は大切です。**不明瞭な発音は尊厳に関わります**。歯が多い高齢者は医療費が少ないというデータがあります。国民健康保険団体連合会の調査で、医科と歯科の診療報酬明細から、残存歯数が4本以下の人の1か月の平均医療費は、20本以上の人より高かったというのです。

先ほどもふれましたが、入れ歯を入れたら患者が立ちあがって歩けるようになったという経験をした歯科医は少なくありません。噛み合わせが安定して顎を引いて安定した美しい姿勢を保つことができるようになったからでしょう。まっすぐにきちんと歩くことや、片足立ちでバランスをとることなどは、上下の噛み合わせがきちんと決まると楽にできます。入れ歯を入れたら歩けるようになったというケースも数多く報告されています。すべてのケースで歩けるようになるとも思えませんが、噛み合わせが、なんらかの力につながっていることは確かでしょう。人生の黄昏期《たそがれ》に、歯が力の根源だと感じる例はたくさんあります。

歯の機能を十分に使いこなすことは介護予防にもなります。人間の身体は使わないと衰えます。廃用萎縮といっていますが、使わない筋肉がやせていくように**口も怠けると機能が落ち**ていきます。歯の不具合をそのままにして、口の外だけでの調理に頼ってしまうと、手間はかかる一方で、歯はなまけてしまいます。歯だけでなく顎関節など噛むことに関わる機能全体が低下しやすいのです。

歯には外車1台分くらいかけたけど、その価値はあったと言う人もいます。お金や手間暇をかければ、その分愛着もわくでしょう。せめて、お金はかけなくても気持ちだけはかけてあげましょう。舌でさわって手当てをすること、気持ちを口に向けるだけでも違います。

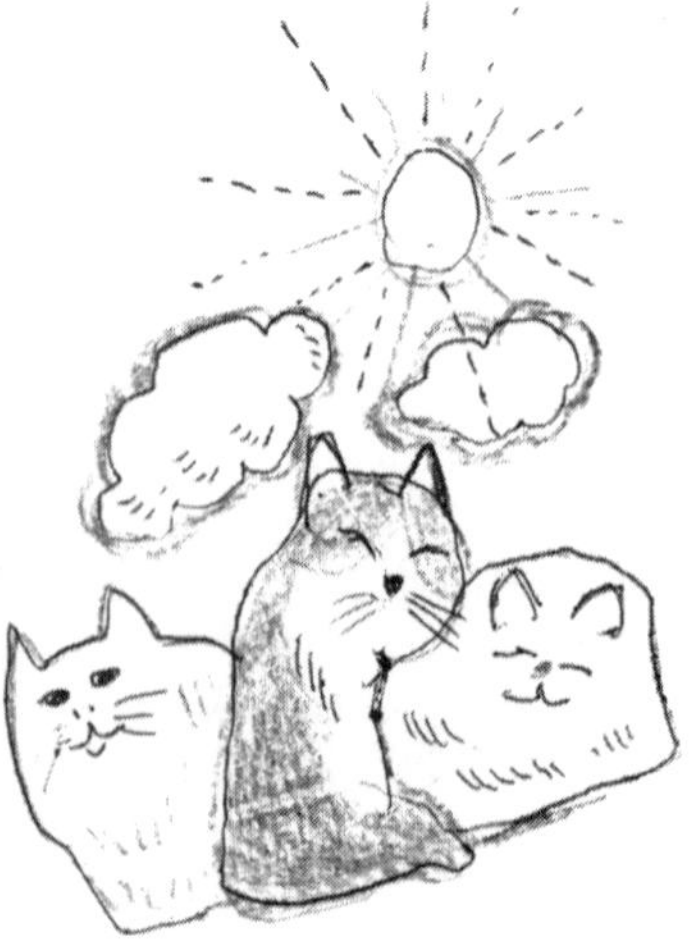

コラム⑥ 便は身体からの「お便り」です、便器の色は白がいいです

消化は胃だけでなく口の中から始まっているのです。年をとって胃が弱くなり、消化能力に問題があると、口の中での咀嚼がものをいいます。元気なときはなにげなく食べていますが、胃腸の調子が悪いときは、お粥などの負担の少ないものを食べますね。口の中でお粥をつくることが完全咀嚼です。ちなみに、便は自分の身体からの「お便り」ですから、体調管理のためにも観察が大切で、便器の色は白がいいです。快食・快便の規則正しい生活リズムが生きる張りにつながります。

35

歯科医の選び方、付き合い方

多くの人にとって「歯科医院は行きたくない所」ではないでしょうか。良い歯科医と巡りあい、きちんとつきあっている人は自分の歯を失うリスクが少なくなります。早いうちに納得できる良い歯科医に巡りあってほしいと痛切に思います。歯科医側にも反省すべきことが多いでしょう。しかしなにより、「予防に保険は利かない」という事後型の保険システムに問題があります。

日本では、学校健診で虫歯を見つけて「早期発見、早期治療」を奨励してきました。集団健診をして、虫歯があったら、歯医者に行って、削って詰めるというのが、多くの日本人の行動パターンでした。そのため、歯科医院に行くときは、なにか気になることが出てから、たとえばしみたり、痛んだり、健康診断で指摘されたり、ということが多かったと思います。

本当は「悪くならないように歯科医院に行く」のが最も良いのです。嫌な治療を受けなくてすむように定期的に通院すればいいのです。しかし、厳密にいえば、それでは保険診療ができないのです。本当に真面目に予防だけをやっていたら、歯科医は生活できないのです。

手遅れになると治療がむずかしくなるのは、どんな病気でも同じです。歯を失わないためには、虫歯と歯周病の早期発見と適切な対応が欠かせません。早期発見、早期治療とは少し違います。今までは、治療といえば「削って、詰めて、抜いて、入れ歯」が歯科医の主な仕事でした。しかし、そういった治療を受けないですむなら、それにこしたことはありません。手遅れにならないうちに、自然治癒力のあるうちに発見して、適切なケアをしていくことが大切です。現在、予防のため定期的に歯科医院に通院している人は増えています。悪くなってから通院するよりメンテナンスのために受診するほうが楽で安上がりです。

かなり丁寧に手入れをしている人でも、多少の磨き残しから歯石がつきます。ですから、どんな人にも1年に1回以上のクリーニングは必要です。

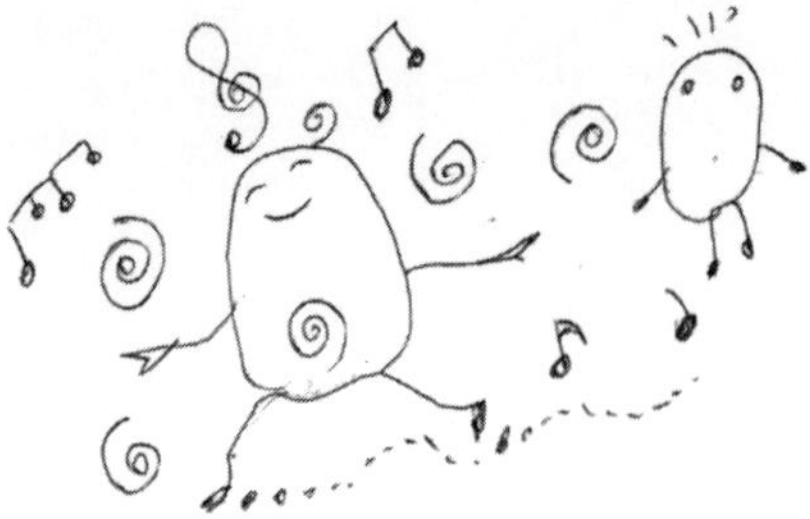

これが歯を長持ちさせる最大の決め手です。すべての人に毎日の口腔ケアだけでなく、定期的なチェックと専門的口腔ケアが必要なのです。歯がない人でも、口の中は汚れます。胃ろうでも誤嚥性肺炎を起こすと前述したように、経管栄養で口から食べていない人でも汚れます。口腔内には常在菌がいるので、生きている限り口腔ケアは必要です。

住居の手入れでも、毎日の掃除ではきれいにできないところを大掃除するでしょう。細かいところまできちんと手入れをしていくことが住まいの質を保つコツです。年末の大掃除はプロに頼むという人も増えています。歯もプロの手で大掃除をするほうが長持ちするのです。1年に1度か2度、歯石を取ってもらい、歯と歯ぐきの点検をして健康を保ちましょう。

訪問歯科診療を希望される人の中にも、悪いところはないのに「発病前から、半年毎に歯医者さんで歯石を取ってもらうクリーニングを受けていた。これからは往診で同様のケアを受けたい」という人が増えています。このような考えで歯科医を利用される人は、たとえ身体が不自由になっても食事を楽しむことができ、丈夫な歯による栄養摂取が身体の回復に役立ちます。

36

万人に良い歯科医はいない　歯医者選びは配偶者選びと同じくらい慎重に　選んだら育てていくことも大切です

入れ歯は歯科医の技量の差が大きいと書きましたが、実は、多くの方が承知していることではありますが、入れ歯に限らず歯科医の実力は、看板だけでは分らないバラツキがあります。HPを見ても判断できません。実際に行ってみた人の情報も、口の中の状態が違うのであまりあてになりません。それに人間同士の相性もあります。

悪くならないよう美容院感覚で行ってみて選ぶことも大切ですが、一般的に技量の差が大きいと分かるのは問題が起きてからです。

定期的に通って歯石を取ってもらっていたのに歯周病が進んでしまった

人は少なくありません。しかし、ずさんな歯石取りでも問題ない人も多いのです。逆に言えば、**名医の基準は患者さんによって違う**、患者さん次第で歯科医院選びの守備範囲は広くも狭くもなるのです。「良い歯医者さんを教えてください」と私もよく訊かれますが、基本的にお断りしています。お口の中を拝見してアドバイスをすることはありますが、全ての人が満足する歯科医はいません。

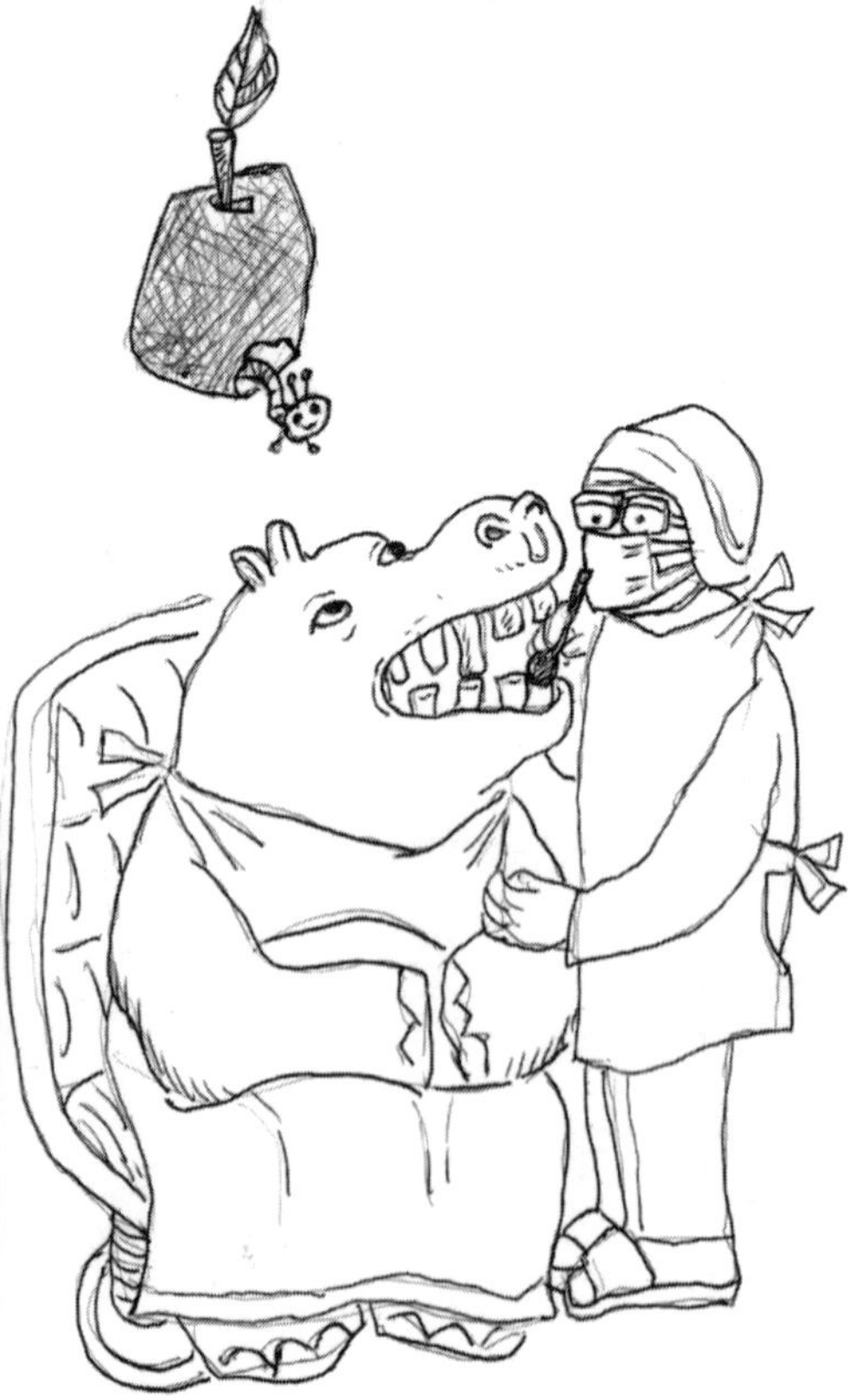

歯があってもなくても口腔ケア

37

口腔ケアは歯磨きだけではありません

皆さまにやって頂きたいこと、今日から始める口腔ケアの原則は、次の3つだけです。

❶口の中をきれいにすること
❷口を動かすこと
❸歯科医院に定期受診すること

たったこれだけです。

食べても食べなくても、歯があってもなくても、口腔ケアは必要です。

口の中の雑菌が少なければ誤嚥性肺炎のリスクが減ることは述べました。

しかし、きれいにすることと言っても、その方法が適切かどうかは、歯科医院で定期チェックが必要です。

口腔ケアと言えば、多くの人が歯ブラシを思い浮かべるでしょう。きれいにすることはとても大切ですが、ここでは、歯磨き以外の口腔ケアについて述べたいと思います。いつでもどこでも、誰にでもできて、それなりの効果がある口腔ケアについて考えてみましょう。

前章で歯科医院選びは難しいと述べました。しかし、行かないと何も解決しません。多少不満があっても**歯科医院を上手に利用する**ことです。また、良い歯科医に巡りあえても、そうでなくても、セルフケアは大切です。

歯科医の技量を補うのもセルフケアだからです。歯周病が進行しないよう深いポケット内の歯石にきちんと対応できる歯科医は1割以下と述べましたが、深いポケット内の歯石があってもブラッシングが良ければ、結構歯はもちます。

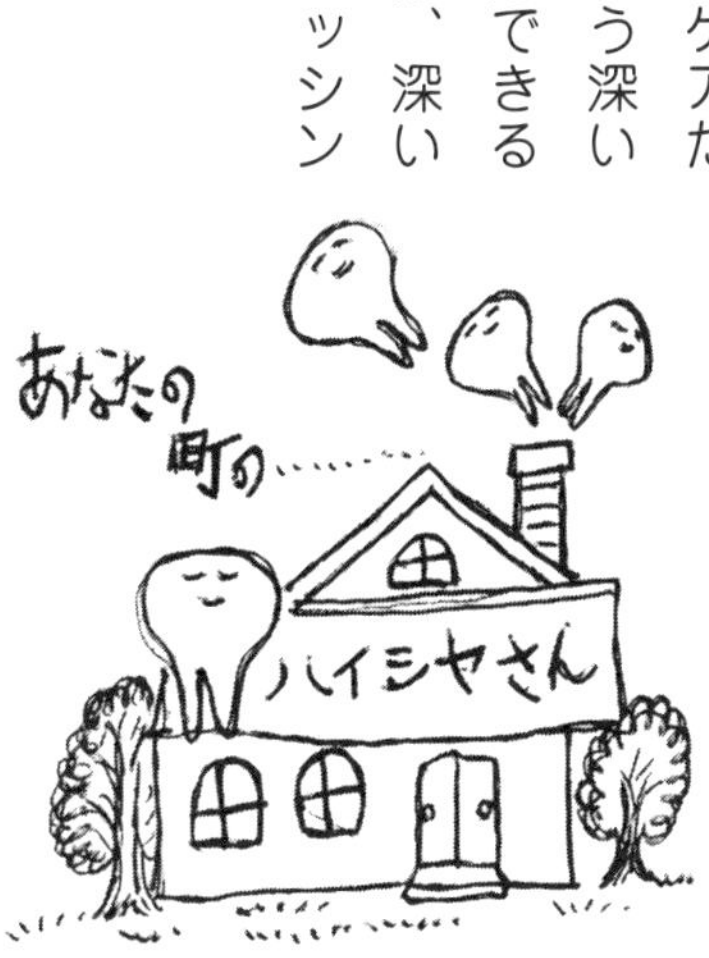

38

笑うことも口腔ケアです 呼吸筋と口腔周囲筋を鍛えます

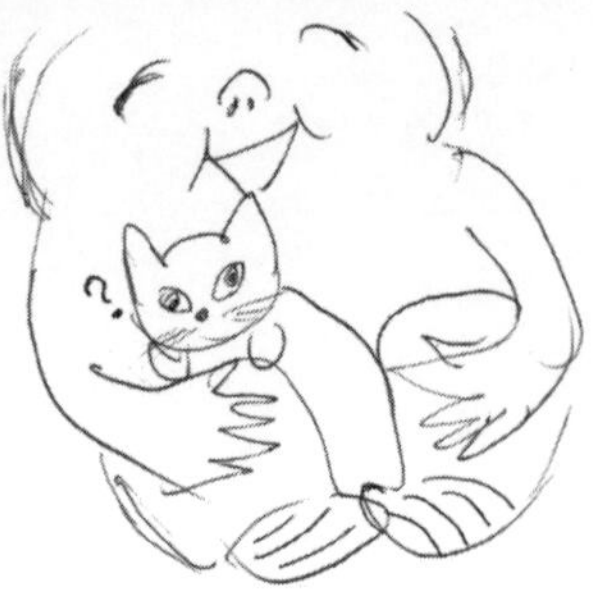

笑うことは人間ならではの表現行為です。身体を動かしながらの笑いヨガが最近日本でも普及してきました。「**楽しいから笑うのではなく、笑うから楽しくなる**」を基本原理として、呼吸筋と口腔周囲筋を鍛えるものです。施設などのレクリエーションでも人気メニューになりつつあります。気功と並んで、愛好者が集まって実践している地域も増えてきました。日常生活にとり入れるのもお勧めです。

単に声を出すというだけでなく、歌を歌ったり、おなかの底から笑ったり、大きな声を出したりすることは、歯と口の健康、全身の健康、誤嚥性肺炎予防のためにも大切です。また、心から笑うことはストレス発散にもなります。NK細胞（ナチュラルキラー細胞）を活性化させ、免疫力を高めます。

事例③ 呼吸が楽になった

Sさんは、多発性脳梗塞の後遺症で要介護度5、寝たきり胃ろうで特別養護老人ホームに入居中で、付き添いの娘さんは傍にいるだけでした。

嚥下のメカニズムについて話し、Sさんに口の動きを引き出す訓練をしていくと、表情がよくなりました。

コミュニケーションがとれないいま、なす術がなく傍に座っていた娘さんが、積極的に話しかけるようになった姿が印象的でした。

耳元で名前を呼んで話しかけるほか、凍らせた綿棒でマッサージなど、さまざまなアプローチを試みました。するとゴックンという効果的な嚥下音も出るようになりました。

聴覚が残っていたので、耳への働きかけが有効でした。返事が返ってこない人に話しかけるのは辛抱が必要ですが、摂食嚥下訓練という口への関わりが一つの鍵であると思います。

その娘さんから、「苦しそうだった呼吸が楽になりました」と言われたことは嬉しい成果でした。

39 ブクブクうがいは口腔ケアの切り札

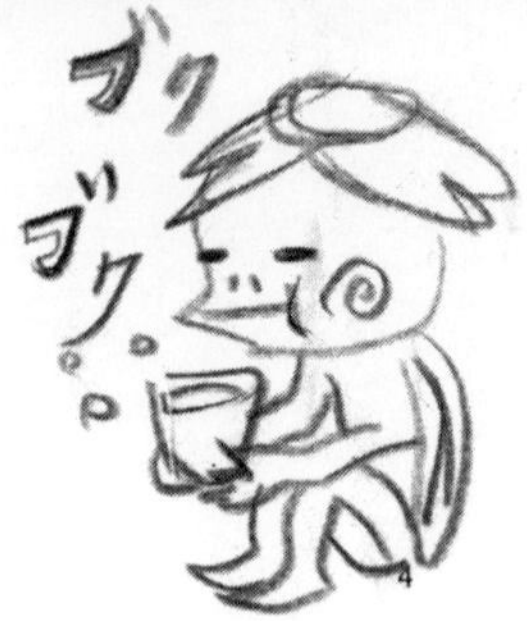

うがいには、顔を上げて行う「ガラガラうがい」と、顔を上げずに行う「ブクブクうがい」があります。かぜの予防にはガラガラうがい、手軽で効果的な口腔ケアはブクブクうがいです。唇をしっかり閉じて、頬の筋肉をいっぱい使って、口のなか全体にシャワーを浴びせるように、勢いよく動かしましょう。

若くて元気なうちは、うがいの必要性をあまり感じないでしょう。ところが、年をとってからはとても大切なのです。身体は怠けもので、使わないと機能が低下し、筋肉も萎縮します。これを廃用萎縮と言います。若者でさえ短期間の入院ですっかり筋肉が落ちてしまいます。ですから、とくに高齢者では過度の安静は禁物です。口のまわりの小さな筋肉も同じです。

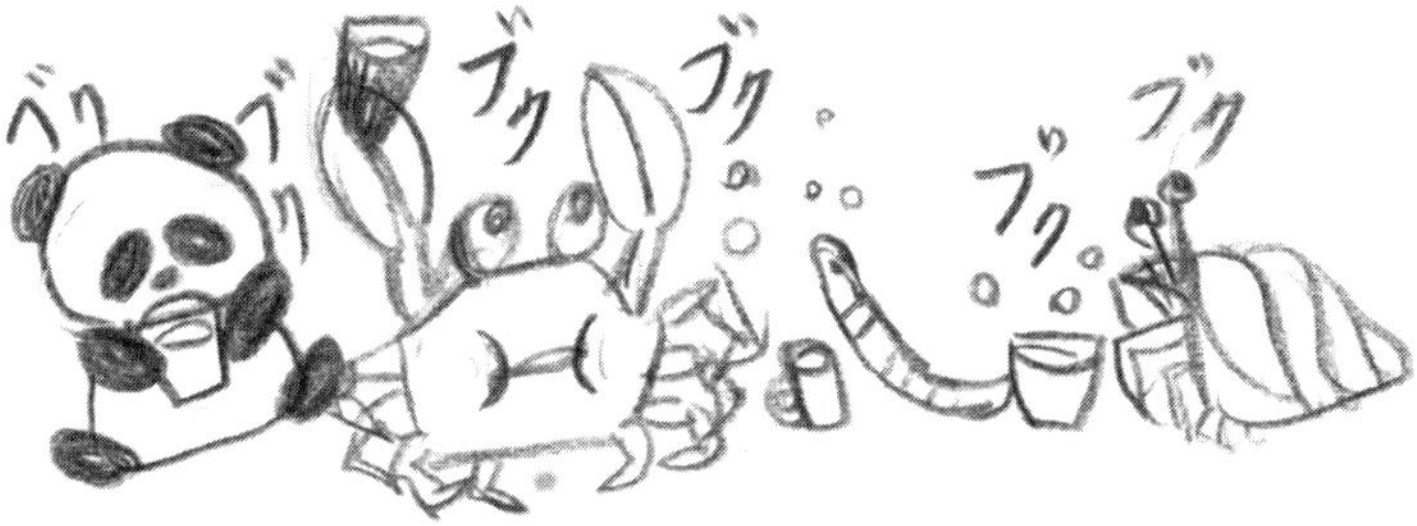

筋肉は使うことで機能が維持されるのです。口の動きも、適度に使っていれば機能が保てます。

口臭対策にもまずうがいです。シニア世代には爪楊枝を愛用する人が多いですが、楊子を使いたくなったら、うがいをしましょう。

認知症が進むと、うがいがうまくできなくなります。まったくできなくなる人もいます。ブクブクと頬を動かすことはできても、吐き出すことができなくて飲んでしまう人も多いです。顔を下に向けて吐き出すよりも飲んでしまうほうが楽なのでしょうか。つい最近までできたのに、と悲しくなります。忘れないように、普段から生活の中で頻繁に取り入れていってほしいものです。

「ブクブクうがいをしてください」と言っても、ガラガラうがいをしてしまう人が少なくありません。認知症の人では、ガラガラうがいならできることもあります。口腔周囲筋のトレーニングにもなるうがいができなくなるのは残念です。ブクブクうがいを、いくつかの要素に分けて考えてみましょう。

①水を口に含むこと（口唇閉鎖）ができる

唇の力がないと、しっかり閉じることができません。前に嚥下機能（飲み込み）について述べましたが、口唇閉鎖は、安全に飲み込むためにも最も重要なポイントです。食べる力を維持するためにうがいが重要なのも、口唇閉鎖の訓練の一つとして有効だからです。

②口のなかで効果的な水流をつくることができる

のどのほうへ流れこまないように口の中にためて水の力を使い、頬や口のまわりの小さな筋肉を最大限に動かすことです。ふだん使っていないと徐々に動きが悪くなります。廃用萎縮を防ぐためにもうがいはとても大切です。噛むこと、話すことの動きが円滑になります。

うまく吐き出すことができないと、うがいは完成しません。吐き出すためには、舌の奥のほうに力を入れて、舌と唇をコントロールする力が必要です。頸《くび》が硬いと、吐き出すために前屈する動きがむずかしくなります。

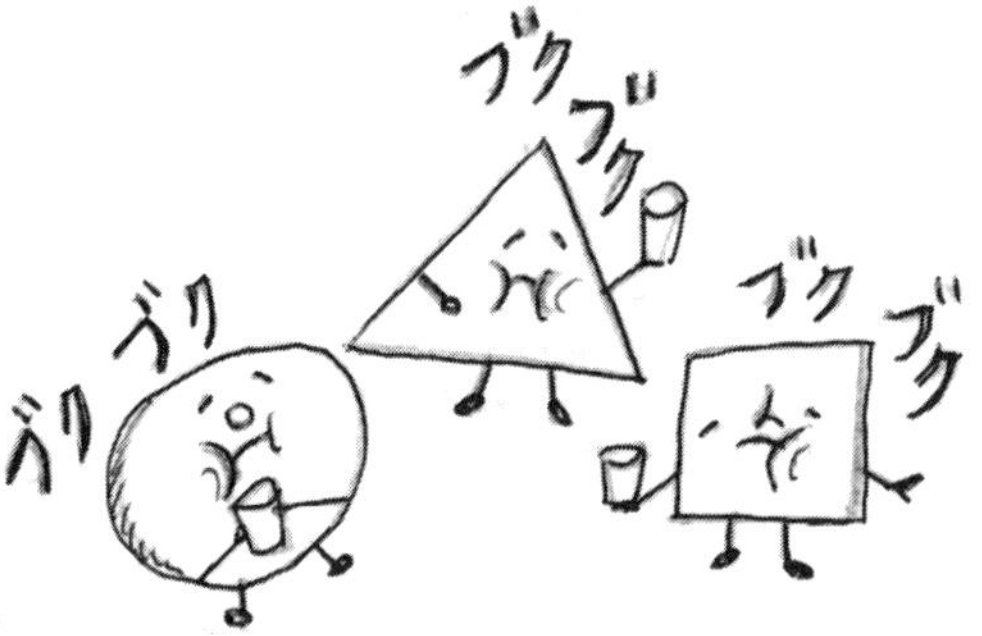

唇、舌、首の動きとともに、動作の意味を理解できないとうがいはできません。認知症が進行してブクブクうがいができなくなっていくと、動作の意味を理解できなくなりできません。本人はブクブクうがいをしているつもりでも飲んでしまうのです。だからこそ、できなくなることを見据えて、認知症の初期からうがいを励行してほしいのです。

飲み込んでしまっても問題ありません。しかし吐き出すことができればうがいの効果を目で確かめることができます。確実な効果を実感しつつ爽快感を味わうためにできれば吐き出してみましょう。

③舌で歯をさわっていく

若いころは、ブクブクうがいをしなくても口の中がきれいになるものです。とくに子どもではシャワーのように唾液が出て口の中をきれいにしてくれます。加齢とともに、唾液のシャワーだけでは不十分になります。食べかすが残りやすく、口のなかの不快感が増します。

私が若いころ、年配の人（そのころは年寄りに思えましたが、今の私より若かったかもしれません）が、食後にお茶をブクブクして飲むのを不快に感じたことがあります。しかし今思えば大変合理的なことで、実際に自分もやっています。なるべく他人と一緒のときは目立たないように、相手に不快感を与えないよう心がけてはいますが、お茶の最後の一口を、ブクブクうがいをするように口の中を洗って飲み込むのは良いことです。若さゆえの傲慢さを反省しています。食後のうがいで吐き出したものを示して「これが誤嚥性肺炎のもとです」と言うこともあります。吐き出せたことを一緒に喜べるなら言いますが、深刻にとらえて脅しにならないよう気をつけます。

うがいをしながら、舌で歯のすみずみまでさわってあげることも大切です。手を当てるように。ツルツルしてくるのがわかるでしょう。

ケアの基本は手当てです。手を当てにくい口の中には舌があるのです。いつでも、どこでも一口の水さえあればできます。いえ、水もなくても舌や顔を動かすことはできそうです。

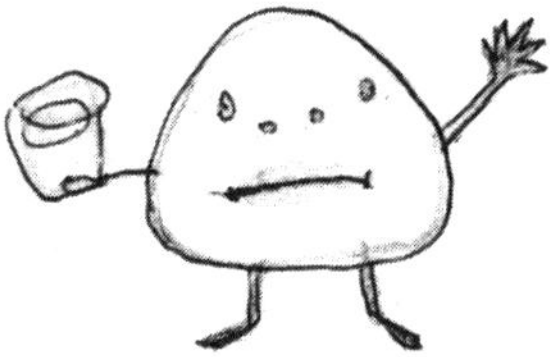

事例④

認知症の昭子さんにはことさらに

「認知症になるとブクブクうがいができなくなるんですよ。昭子さんは上手ですね」と声をかけます。

昭子さんは認知症と診断されているのですが、ブクブクうがいができるうちはまだ重い認知症ではない、と思ってくれるといいなと思います。

喪っていくことが多い中で、1つでも自信が持てることがあると心強いものです。ブクブクうがいに一生懸命取り組んでくれる昭子さんの姿を見るとき、どうぞ認知症が進まず穏やかな日が続きますように、と祈ります。

40 生活すること全てが口腔ケア

笑顔を引き出す口腔ケア

口腔ケアは、きれいにすることで半分以上達成されているのですが、単にきれいにするだけでなく、口の動きを引き出すことも大切であることを多くの方に考えてほしいと思ってきました。

ふだん、なにげなく洗面所で歯磨きをすることだけが口腔ケアだと思っている人も多いでしょう。しかし、それだけではもったいない。歯だけでなく、歯ぐきや口腔周囲への刺激により口の動きを引き出す効果も重要です。

人と話すこと、挨拶することなどで、私たちは無意識のうちに口と顔を使っています。そんな生活から、子どもが独立し、あるいは配偶者を喪って人との交流が減ると、会話も挨拶もなく積極的に口と顔を使わなくなります。そういうときこそ、口腔ケアが必要です。だれにも見られないというメリットがあるのですから、**顔面の筋肉を目いっぱい動かす体操**をしてほしいと思います。顔ヨガです。表情筋を動かして百面相をしてみましょう。

筋訓練療法として、さまざまな道具がありますが、使わなくても構いません。また歯ブラシは日常的に手軽に使えます。歯ブラシは歯を磨くだけでなく、口腔粘膜にも心地よい刺激にもなります。歯ブラシの背中を使って、頬を内側から伸ばしたり、軽くマッサージをすると気持ちよく感じられます。もちろん、ふだんから笑ったり話したりして頬をいっぱい伸ばす動きができている人は必要ないでしょう。

井戸端会議でよくおしゃべりをする女性は、無口な男性より誤嚥性肺炎になりにくいようです。

41 「いただきま～す」も口腔ケア

三大介護は、入浴、食事、排泄です。人を受け入れにくくなった認知症の人にはどれもむずかしいものです。**入浴では満足**を、**排泄では尊厳**を、**食事では幸せ**を感じてもらいたいと頑張っているケアワーカーもいます。そんな現場では、介護とは笑顔を引き出すことです。

食前の口の体操や、「いただきま～す！」と言うこと、これだけでも広い意味で口腔ケアだと言い続けてきました。実際に、デイサービスでのレクリエーション活動に口の体操を入れてくれたヘルパーさんがいて感心しました。これこそ介護における口腔ケアだと思いましたが、そこまで上手に取り入れてくれる人は、残念ながら、まだ多くはありません。いろいろな表情をつくって、顔面の筋肉や舌を動かしましょう。

42

口輪筋を鍛えましょう

安全に食べるためには唾液が食べ物とうまく混じり合い、嚥下を助けるように有効に働くことが大切です。そのためには、唾液の量だけでなく、舌や頬などの口腔周囲の器官が協調的に働くことが重要です。口内炎や、歯や入れ歯に不具合がないか気をつけなければなりません。歯科治療の後で、麻酔の効果が残って唇が痺れて閉じにくかった経験はありませんか。**口唇が閉じられなくて、唾液を飲みこめずに涎に**なるのは辛いものです。絶えずタオルやハンカチを手にして口を拭っていたのに、口輪筋を鍛えることで改善した人もいます。

小顔をつくる、と若い女性に勧められることもあります。水の入ったペットボトルを口唇だけでキープします。水の量と保持時間を増して口輪筋を鍛えます。

43

「健口体操」と水分摂取

高齢の嚥下障害の人が、一番気をつけなくてはいけないのが脱水です。むせる苦しさが嫌で、つい水分摂取を避けがちで、不感蒸泄の多い夏場などには特に注意が必要です。水分補給にお茶ゼリーを冷蔵庫に常備しておくとよいでしょう。お茶ゼリーは，口やのどに残ったものをきれいに取り除いてくれるというメリットもあります。

高齢者は薬を飲むことにも苦労します。薬を飲むときのための嚥下補助ゼリーもあります。水分摂取が安全に十分にできるよう，気をつけてください。

口を動かすことで、のどの渇きに気づく、動かすことと水分摂取は車の両輪です。

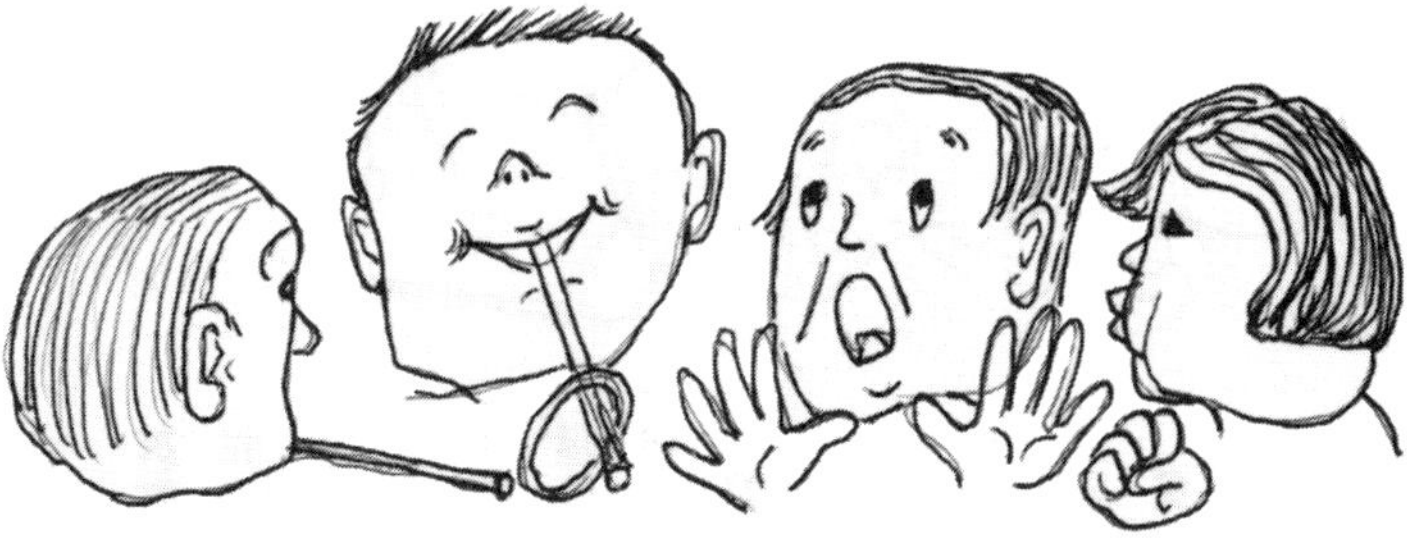

表情をつくって、顔面の筋肉や舌を動かすため**「健口体操」**と名づけている人もいます。

童心に帰ってのにらめっこも、リハビリ効果があります。風船、シャボン玉、吹き矢、**口じゃんけん、ストローで輪ゴム送り**など、口を使う遊びをゲームとして楽しむことも、広い意味で口腔ケアです。1人なら新聞や絵本など声を出して読むことも口腔ケア、口の衰えを予防することに役立ちます。

噛むことは顎《あご》のジョギングです。適度な運動が歯の清潔と歯周組織の健康を保ちます。また、噛むことで脳血流量が増加することもわかっており、脳の活性化にも役立ちます。ガムなどを噛むことは運転中の眠気覚ましにも効果的です。ストレス解消にも噛むことは役立ちます。

口の動きに気を配ることは、顔の表情に張りを持たせ若々しさを保つためにも役立ちます。適度な負荷をかけることが、ともすれば怠けがちな人間の身体には必要なのです。日常生活を支障なくできるよう、生活行為を再構築していくことが生活リハビリです。

口のリハビリも生活リハビリのひとつで、舌は手足の筋肉と同様，骨格筋でできているためいろいろな働きができる。口の中の手です。100歳で現役スキーヤーとして活躍された三浦敬三氏は、ご自分で頬のたるみに気づき、改善のために**舌を突き出す体操**を考案しました。毎日これを100回行っていると、他人から若々しくなったといわれたことを自分の著書に書いています。動きの悪くなった口のまわりの筋肉をていねいにほぐすこと、これも口腔ケアだと思います。声を出したり、マッサージをしたり、広い意味で口を支える身体のメンテナンスが大切です。**歌を歌うこと**も顔の筋肉のトレーニングのみならず、のどや呼吸器系を鍛える広義の口腔ケアになります。

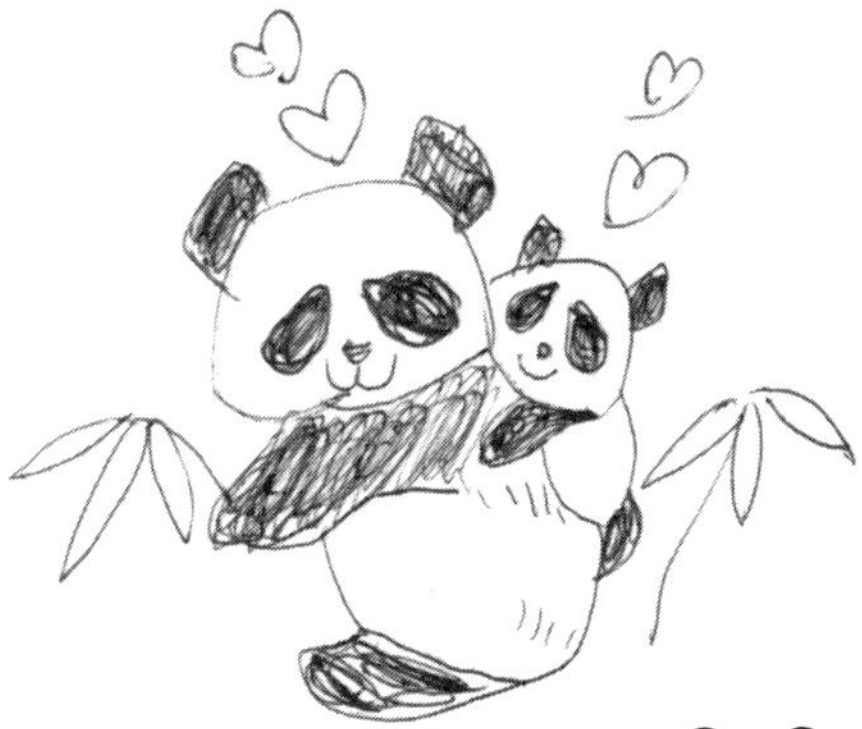

口腔周囲筋の運動

❶口を閉じたままほっぺたを膨らませたり緩めたりします〈2～3回〉
❷口を大きく開いて舌を出したり引っこめたりします〈2～3回〉
❸舌で左右の口角をさわります〈2～3回〉
❹パタカラ「パンダのたからもの」と繰り返す

パは口唇を閉じる力
タは舌の力、先端より少し奥の筋肉
カは咽頭（のど）の筋肉
ラは舌の先端部の動きをよくします

44

「あいうべ」体操

「あいうべ体操」は、内科医の今井一彰氏が考案した「免疫を高めて病気を治す口の体操」です。関節リウマチの患者さんが3か月で免疫抑制剤の量が減った事例や、花粉症やアトピー性皮膚炎の患者さんが体操を続けるうちに症状が消えた事例が報告されています。

口を閉じて鼻呼吸をすることで免疫力が増します。「あー」で思い切り口を開き、「いー」で横に広げ、「うー」でしっかりとすぼめて、「べー」で舌を思い切り出します。口のまわりの筋肉を動かして鍛えることが目的なので、声は出さなくてよいです。顎に痛みがある時は「いー」「うー」だけで、1日30セット約3分が目標と言います。気管支喘息、潰瘍性大腸炎、インフルエンザ予防などで効果があると報告されています。**口のまわ**

りの筋肉を動かすことがさまざまな効果をもたらすことを、歯科でなく内科のドクターから発信されたことは貴重だと思います。「日本の医学会はこれまで消化器官の入り口のことであるにもかかわらず、歯科分野のことを積極的に知ろうとしなかった。あいうべ体操の普及は、医科と歯科が互に知りあい、協力しあうひとつのきっかけになる」と話しています。

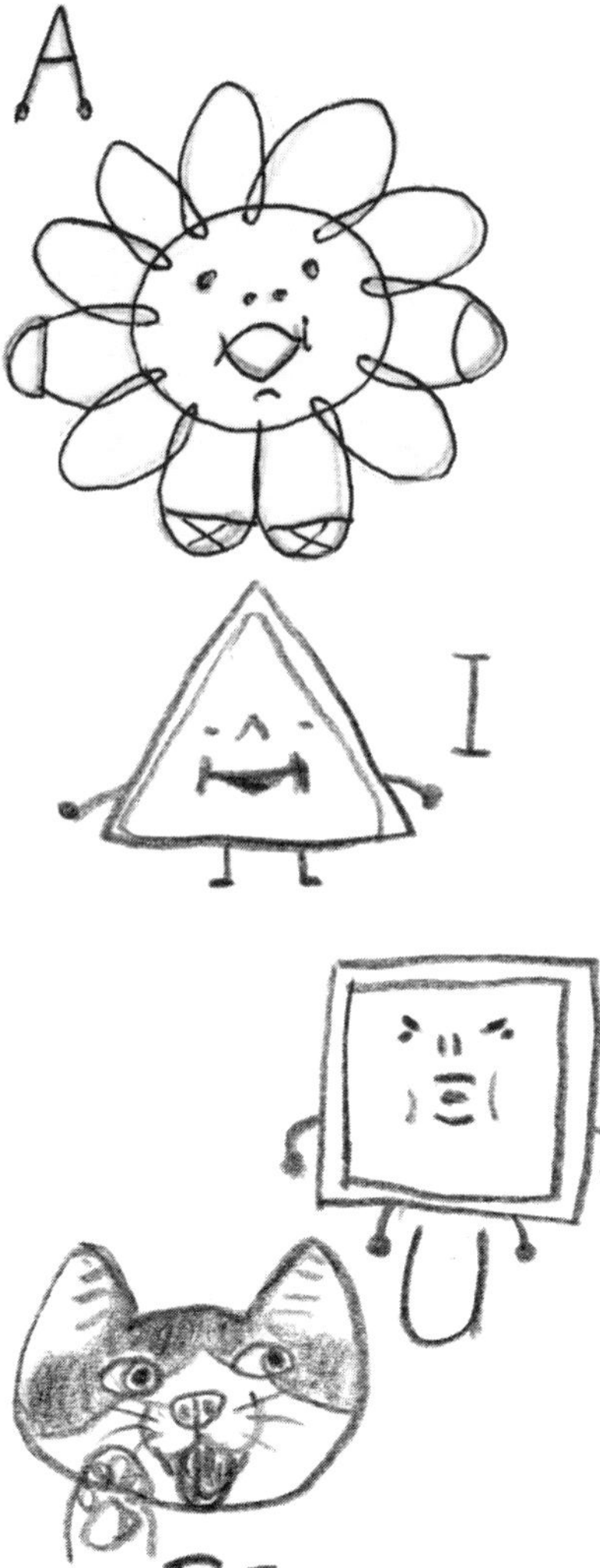

45

長息で、長生き
息を長くして、長生きしましょう

「臍下丹田を意識した丹田呼吸法」は昔から長寿策といわれていますが、むずかしいので、誰にでもできる呼吸法として、「3秒吸って2秒溜めて15秒吐く」という方法もあります。子どもたちが楽にマスターできる呼吸法として、よい方法だと思います。お年寄りでは呼気持続時間、つまり声を出し続ける時間をゲーム感覚で楽しむのも口腔ケアのメニューの一つです。

日本人は、息の間合いを探り合うことが好きな国民性と言われ、**日本文化は息の文化**だといわれます。息を吸う、溜める、放つ、落語家の芸は観客の呼吸を間合いによって巧みに繰ることによってどっと笑う一体感を演出します。

オーケストラでも、指揮者の動きに合わせて奏者が一体となった呼吸をしています。多種の楽器が調和した調べで響き合うとき、聴く側の呼吸も一体化していることが多いものです。

相手の呼吸を感じ取って、その呼吸を自分の身体でなぞる、お互いの息を感じ取る感覚を大事にしようという精神性が尊重されます。間のつかみ方のうまい人はコミュニケーションも上手です。人は、自分の呼吸が他の人と共有されたときに心が安らぎます。触れ合うことで人の心は落ち着き、呼吸は穏やかになります。

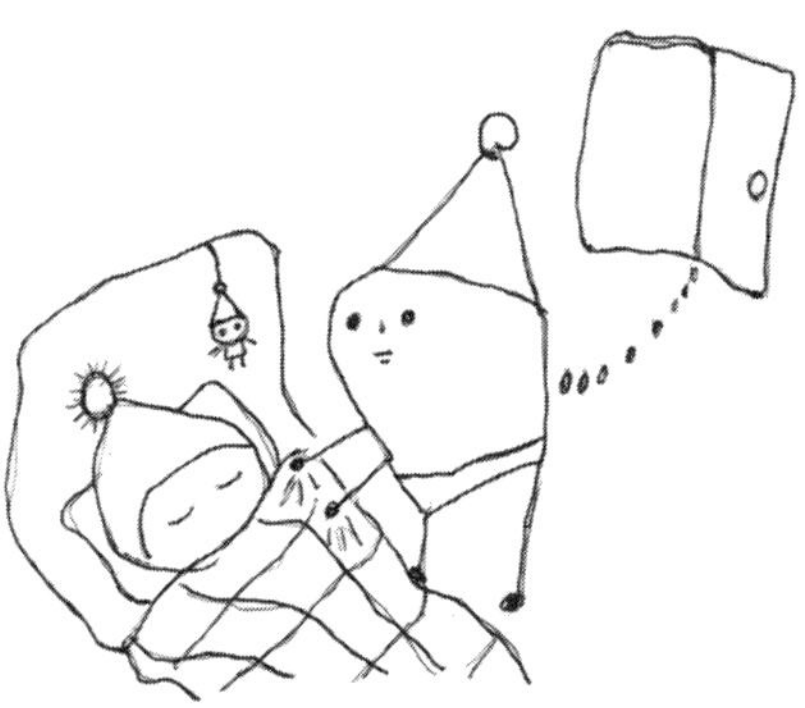

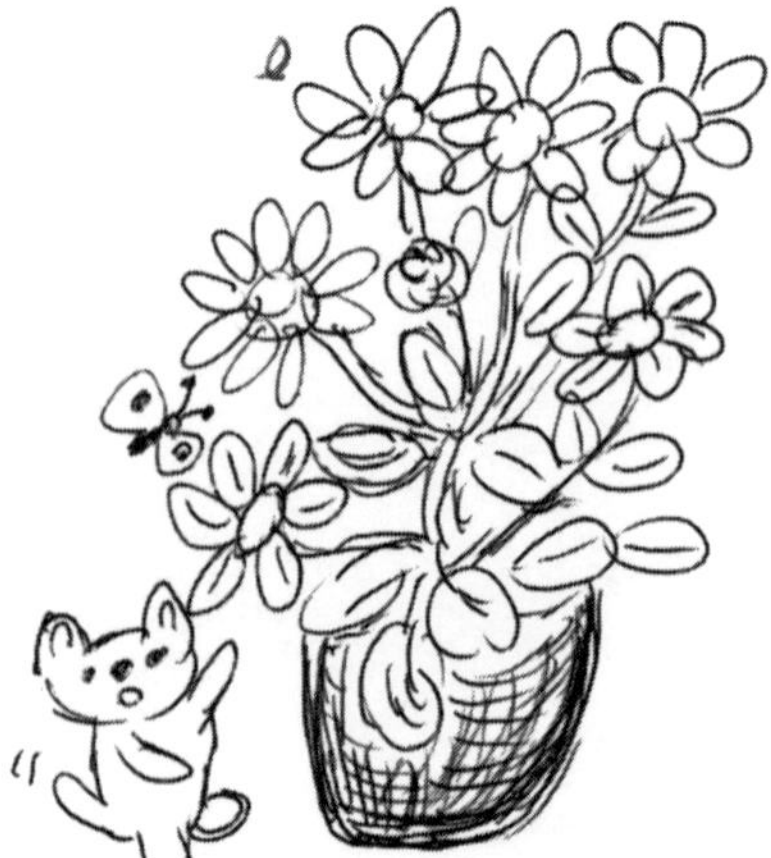

ターミナルケアと口腔ケア

46

食べられなくなるのは自然なこと

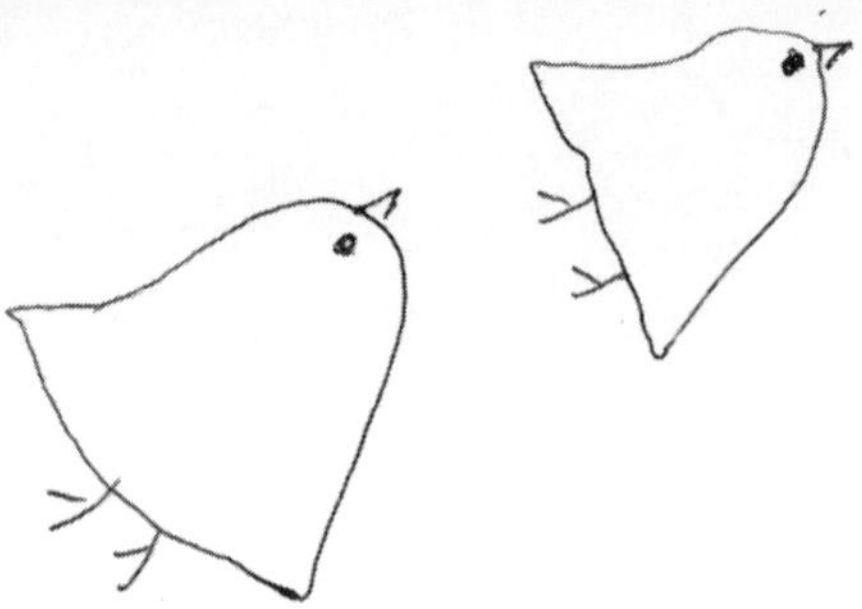

前章でも述べましたが食べられなくなることは自然なことです。病気で食べられないのか、老化によるものか見きわめが難しいです。「食べられないから死ぬのではなくて、死ぬから食べられない」（『平穏死のすすめ』石飛幸三）と考え方を逆転させ、花が徐々に枯れていくのを見守るように、自然の看取りを家族とともに穏やかに見守ります。食べられなくなると1か月くらい、飲み込めなくなると1週間くらい、尿が出なくなると数日――というのが旅立ちへの大体の目安のようです。

２０１７年12月25日の日経新聞に、老衰死が多い自治体は医療費が少ないと報道されました。死亡診断名は厳密なものではなく、この記事へ異論もありますが、元気で長生きして、苦しまずに逝くことが、本人や家族に

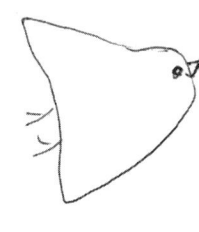

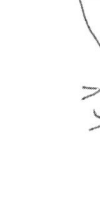

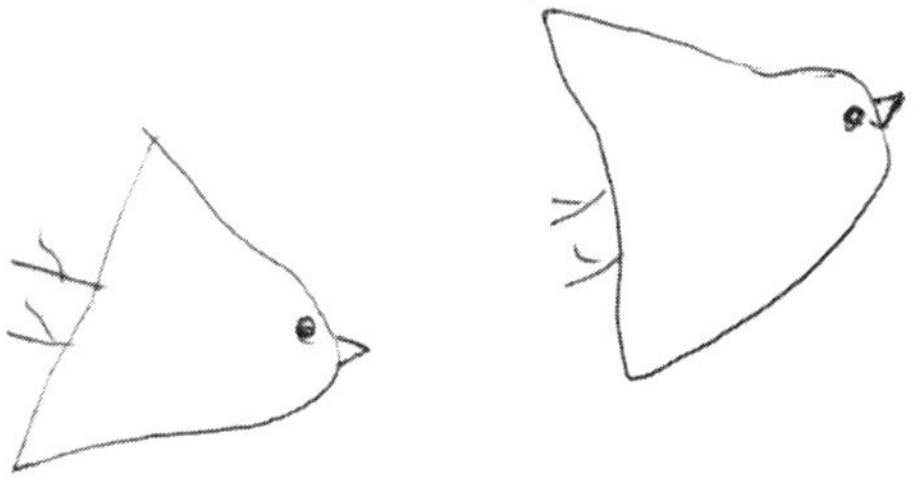

満足だけでなく医療費の面でも良いという趣旨です。茅ヶ崎市では在宅や施設で暮らす高齢者は、終末期に入院を希望しないため、病院で亡くなれば死亡診断書は原疾患が死因として書かれるでしょうが、生活の場で亡くなれば老衰とする医師が多いようです。老衰死を可能にする在宅医療などさまざまな社会資源の問題もありますが、満足死についてはシニアのうちから考えたいものです。

老衰で死ぬためには長生きしないといけません。がん、心臓病、脳卒中などで働き盛りに倒れることなく生き延びないと、老衰死できません。一病息災どころか多病息災、病気があっても身体と折り合いをつけていくことです。多少の不具合があっても自分の身体と付き合っていく、歯にも最期まで伴走してほしいものです。

47

介護は、マイナスをプラスに変える力をもっています

いつか自分が介護される身になったら……、考えたくないことかもしれませんが現実問題です。いつ、誰に起こってもおかしくないことです。良い介護を受けると豊かな関係性を紡ぐことができます。受ける側が弱者として卑屈になるのではなく、対等の人間同士として、お互いが自分の問題として一人でも多くの人に真剣に考えてほしいのです。

人生をまっとうして、**満ち足りた表情で旅立つ姿**に立ち会うことは、血縁の有無に関係なく感動的です。介護にはマイナスのイメージがあるかもしれませんが、余裕のある介護の現場では、「人間って素晴らしいなあ」と教わることが多く、まさに人生観が変わる楽しい体験です。マイナスをプラスにかえる力を介護は持っている、ぜひとも持ってほしい、持ちたいものだと思います。

事例⑤ ゆき子さんの旅立ち

88歳の女性で、ご自分の歯は殆どなくて、歯冠が失われて根だけになった歯が数本あるきりで、お食事も不自由でしたが、揚げ煎餅がお好きで不思議に召し上がっていました。だんだん揚げ煎餅は食べられなくなって、伊達巻とカステラとクリームチーズのお食事が続いていました。

その頃は、お口の中を全く診せてもらえませんでした。大声で拒否されたり、手で払いのけられたり、アカンベーをされたりお茶目なおばあちゃまでした。

食後の残渣もないくらい嚥下力はあるので口腔ケアは無理強いせずに様子をみていました。だんだん大好きな伊達巻すら食べられなくなり、日中もベッドに横になっていることが多くなりました。

その頃、お口の中が気になっているようなので、冷たい水でスポンジブラシを使って口腔ケアをさせていただくと「ありがとう」とはっきりおっしゃったので驚きました。

その3日後に旅立たれました。お元気な頃はお口の中を診せてもらえなかったのが、ターミナルでは口腔ケアは気持ちが良かったようで本当に嬉しく思いました。

48

本当は必要な訪問歯科診療

訪問歯科診療は本当は必要なはずなのに、意外と依頼が少ないことに驚きます。内科の主治医から誤嚥性肺炎予防に歯科衛生士の訪問をすすめてもらい、せっかく歯科医と連携してセットしたのに、いつの間にか患者が断ってしまったというケースもあります。歯科に来てもらうくらいだったら医師や看護師のほうが有難いという意識がまだまだ強いようです。健康保険を使えば自己負担料金も高くはないのに、なぜか「もったいない」と思われています。自宅に入られるのを嫌がる、ヘルパーやケアマネは仕方ない、入れ歯の修理なら歯科医にも頼むけど、口腔ケアだけでは歯科医や歯科衛生士にはなぜか入ってほしくないのです。これは、日本の歯科医療の長い負の歴史のせいかと思います。歯科医院に行くのが好きな人はあま

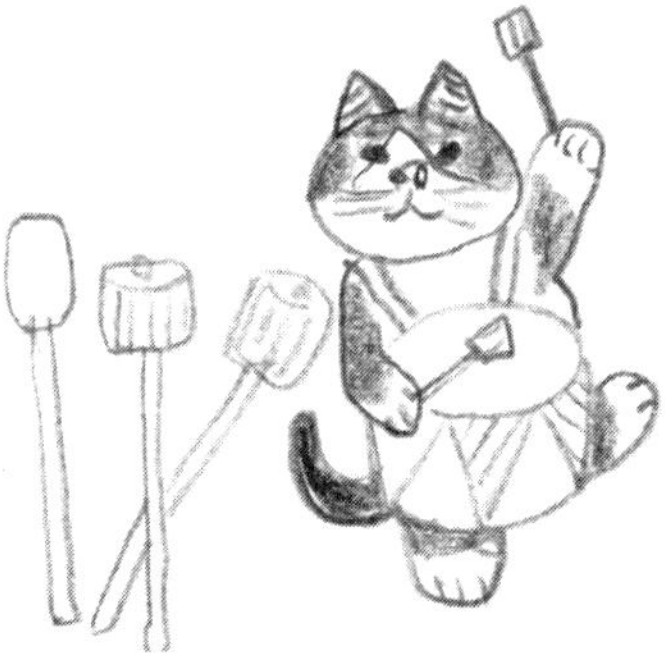

りいません。歯科医院で定期的にクリーニングを受けていた人は、訪問口腔ケアを喜んでくれます。嫌われるようなことを歯科医がしてきたことの反省が必要かもしれません。

要介護状態になるまで歯科医院で定期的に歯石をとってもらうなどしていた健康習慣が、要介護になってからの食生活を支えます。悪くなってから歯科医にかかるのでなく予防的に利用することで、年に何回かの**専門的口腔ケアと、毎日の日常生活の中での口腔ケア**の両方で、**車の両輪**のように歯と口の健康を保っていくことが大切です。その人らしい生活を支えるための活動の中で、自信を持って笑い話すために、今から考えてほしいと思います。

素晴らしい歯の健康を保つ高齢の人におたずねすると、人生のどこかの時点で歯のケアを転換した人が多いことに気づかされます。信頼できる歯科医との出会いから行動を変えた人も少なくありません。そうした、なんらかの機会に「歯磨き」を変えていることに驚きました。

49 介護施設の提携歯科医院と利用者の選択

歯科医院は「なにかあったら行く所」という思い込みが、まだあります。歯科医院が、人生を豊かにするための場所、毎日の生活を楽しくするところ、歯科医院に行くのが好き、幸せな生活には定期受診が欠かせないと思う人が増えればいいなと思います。

歯科医院の数がコンビニより多くなり、利用者として好ましい面もありますが、介護施設への売込みも増えています。施設として提携歯科医院を決めている所が多いようです。本来なら、利用者の選択が尊重されるべきではないでしょうか。通常歯科治療をしなくても役に立ち喜ばれるケースは少なくありません。歯科医の訪問治療で食べられるようになった例を多くの人に知ってほしいと思い、「高齢者への口腔ケア」を新聞に投書しました。反響としてお手紙をいくつかいただきましたが、「親が生きているうちに巡り会いたかった」というものばかりで、今必要な方から反響がないのはなぜかなと不思議に思いました。その理由が、あるケースで納得できました。入所中の母親を訪問してほしいと頼まれたのですが、「提携歯科医院があるので、他の歯科医が入るのは困る」と施設側から断られたのです。

施設に提携歯科医院が決まっているのはいい面もあります。しかし、一般の人が歯科医院を探し、自分に合った歯科医院に巡りあうのが大切だけど大変困難なように、かりに名医だとして、すべての人を満足させる万能の歯科医は、まずいません。患者の口の中の状況もちがいますし、**歯科医の得意、不得意、あるいは基本的な考え方のちがい**など、また患者との相性の問題もあります。私に訪問依頼があったケースでも、入所していると、いわば人質で施設の意向には逆らえないといわれたこともあります。しかし、施設と粘り強く掛けあって訪問が実現したケースもあります。ケアマネジャーも本来は利用者のほうが選ぶことが大切なのに、現実には選択できないことが多いのと同じかな、と思いました。

50

納得のいくケアをうけるために

提携歯科医が診ているからと、施設側の担当者が私の訪問に難色を示したケースで、娘さんの熱意で、また、その歯科医は摂食嚥下には関心がないせいか、なんのアプローチもなかったことから、私が訪問で摂食機能訓練だけに入りました。その施設は、施設長はじめスタッフも良いほうではありました。提携歯科医との連携のもとに歯科衛生士も定期的に入っていて、口腔ケアに全く取り組んでいない施設に比べたら素晴らしいのです。それでも、提携歯科医の苦手な分野であるのに、他の歯科医が入ることに難色を示されたのでした。利用者の意向を優先して考えれば、競争と他者の目によるチェックは必要です。提携歯科医院があるが、それとは別に私に訪問を依頼してくれたのは家族の熱意あってのことで、例外を嫌う日本社会では稀です。

納得のいくケアを受けるためには歯科医に任せるだけでなく、自らの力で歯科医を見極めなければなりません。歯科医もいろいろです。診断・治療方針も異なりますし、人生観や価値観も違います。何を専門としているか、あるいは得意な分野であっても個人差があります。摂食嚥下リハビリに関してでも、病院に専門看護師がいるかどうか、またいるとしても、その力量次第で患者さんの予後は大きく変わります。

日本では歯科衛生士が独立して開業できません。歯科衛生士がオフィスを持てば、クリーニングだけ受けることもでき、訪問口腔ケアも広がり良いと思います。

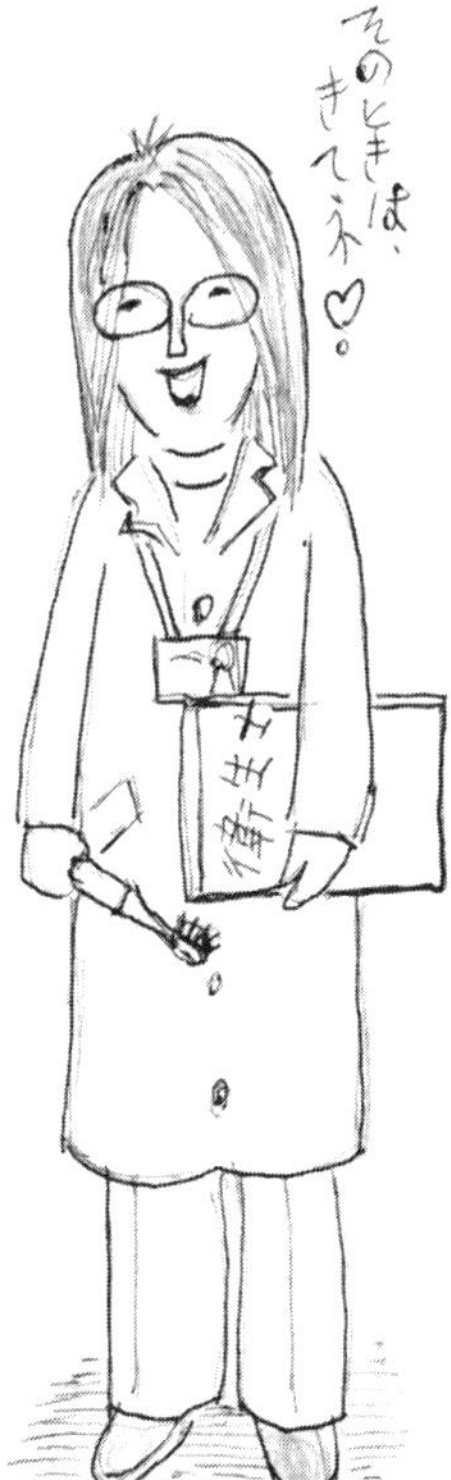

51

大切なものに囲まれて旅立ちたい

死は病院で迎えるものという社会通念のもとに、8割以上の人が病院で亡くなる時代が長く続いてきましたが、見直しの時期に入っています。日本では家族の意向が強く、医療者も病者本人の意思より家族の思いに応えることを優先してきました。病者が本当は最後まで自宅で過ごしたいと思ってもなかなか実現できませんでした。

家には不思議な力があります。自宅で良い看取りを経験した家族は満足し、死生観が変わります。医療技術の未発達だった昔は死が身近にありました。医療施設が多数できて病院で死を迎えることが普通になり、今また、その反省期に入っています。必要な医療が過不足なく受けられ、そして満足して旅立つことができたら、家族だけでなく、社会で死に向かう過程を

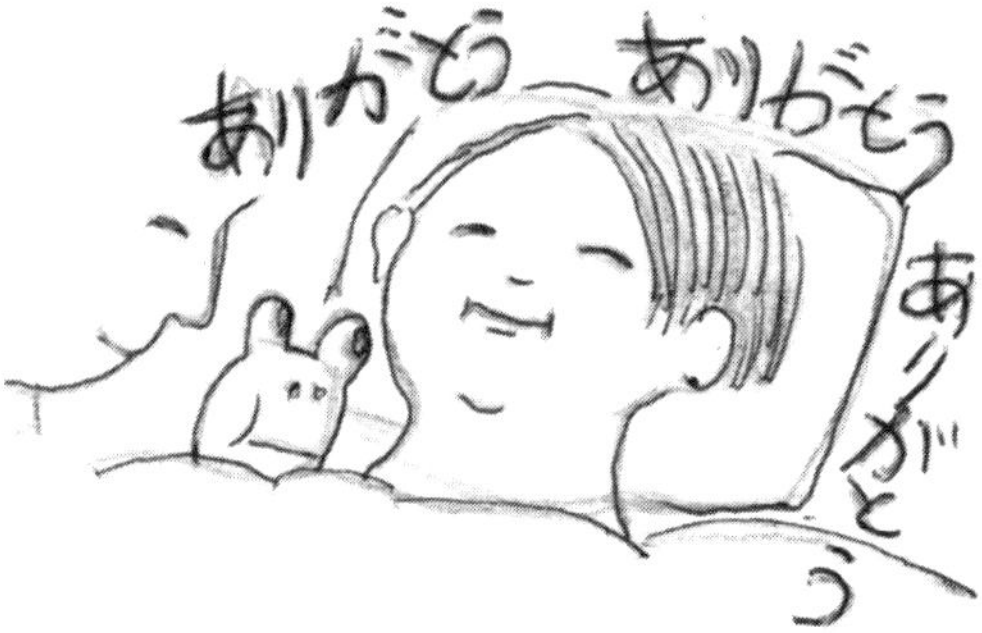

温かく受け入れたいものです。

「認知症にやさしい社会」は世界的な課題となっています。日本では、世間体が社会的入院の割合を押し上げているのではないかと思います。自宅か、あるいは自宅のような安らげる自分の居場所で最期まで過ごしたい――。たとえ最後の短い時間でも、自分の城、自分の生きてきた証の場所、大切なものに囲まれて旅立ちたいと思うのは、人情として自然ではないのでしょうか。

終末期では口呼吸になり、口腔乾燥で苦しくなるので、口腔ケアは心地よいもののようです。

ガビガビになった口の中を冷水で湿らせたスポンジブラシをあてるとき気持ちよさそうな表情をしてくださいます。こちらがお礼を言いたくなります。「長い人生、よく頑張りましたね、有難うございました」と心をこめて口腔粘膜を拭っていきます。

介護現場での看取りが増えています。医療者は後ろに引き、なじみの人に囲まれて旅立つよい看取りは、残された人への最高のプレゼントです。

不思議なことに、いつ逝くかわからない状態になりながら、お気に入りのスタッフが夜勤のときなどを、選んだように旅立たれます。

安らかな死は怖くない、だれもがいつかは迎える死を恐れるのではなく、それまで精いっぱい生きていこうと思えるようになりませんか。

コラム7 ひげ剃り・歯磨きが命を救う

第二次世界大戦の頃のお話です。乏しい食料で厳しい労働をさせられたナチスのユダヤ人強制収容所でのことです。明日ガス室送りになるかもしれない中で毎日ひげを剃り、歯を磨き続けた人がいました。生きる意欲を奮い起こし、生還した人には、極限状態では人間らしさを保つために歯を磨くという日常的な生活動作が生きる力になったとのことです。渦中にいるとその大切さは気づきにくいものですが、ささやかな日常生活を守ることが命を守ったのです。

　その人その人の生活リズムを整えることが、食べる意欲、生きる意欲にもつながってきます。

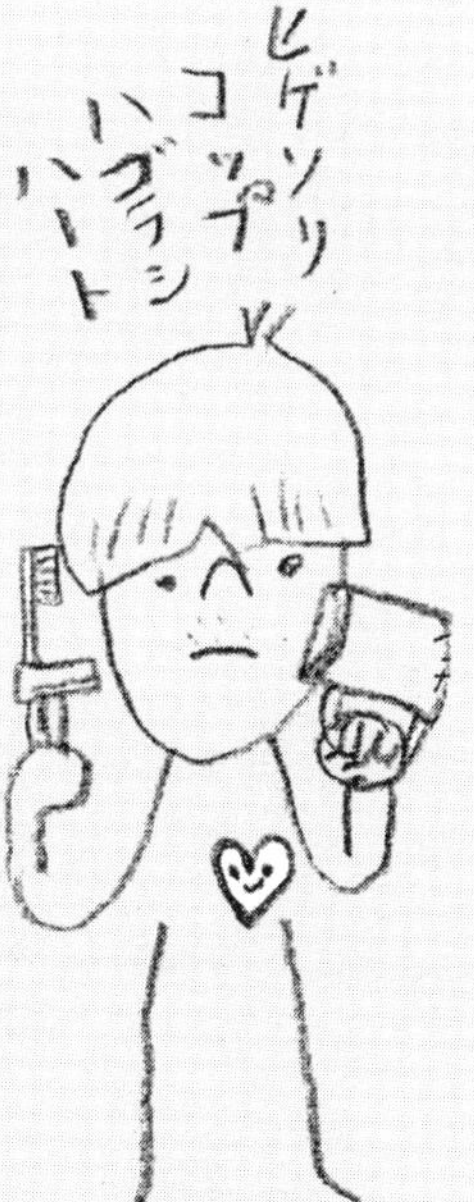

おわりに

たまたま裕福な自治体で乳幼児歯科健診をさせて頂いたおかげで歯科の常識を超える知見を得て、それを多くの人に知ってほしいと前著『むし歯ってみがけばとまるんだヨ』を書きました。意外にも大人の方から共感・反響がありました。乳歯と永久歯は違うと思いながらも、大人の方々が悩んでいることを知りました。

正しいと教えられ、信じて行っていた歯科治療行為に疑問を持ち、治療行為は基本的に暴力的なことで、できれば避けたいと考えるようになりました。家庭でも歯科医院でも密室での暴力は隠蔽されがちです。上下でなく、対等で風通しの良い心地良い関係。歯は健気に口の中で耐えていますが、自覚症状が出てからでは手遅れです。歯の痛みは、抜けば解決しますが、排除が次の問題を生みます。歯との関係、かけがえのない自分の歯との関係から、家庭が、社会が見えてくると思うのは私だけでしょうか。

支配とコントロールというDVの構造が医療者には馴染み深いものと気づき、「歯と人権、民主主義」を掲げ、受け手の側から歯科医療を変えたいと草の根歯科研究会をはじめて10余年、「花まるむし歯」の伝道もしています。

今も「花まるむし歯」は、歯科医にはなかなか受け入れてもらえませんが、伝えたい、なるべく暴力的でない道を選びたいと思います。暴力は、最大の健康リスクである戦争につながるものでもあるのです。

歯を大切にするとは？良い歯医者とは？ずっと考えてきました。まだ途上で、間違っているかもしれませんが読んでくださったことに心から感謝します。

岡田弥生

2018年5月

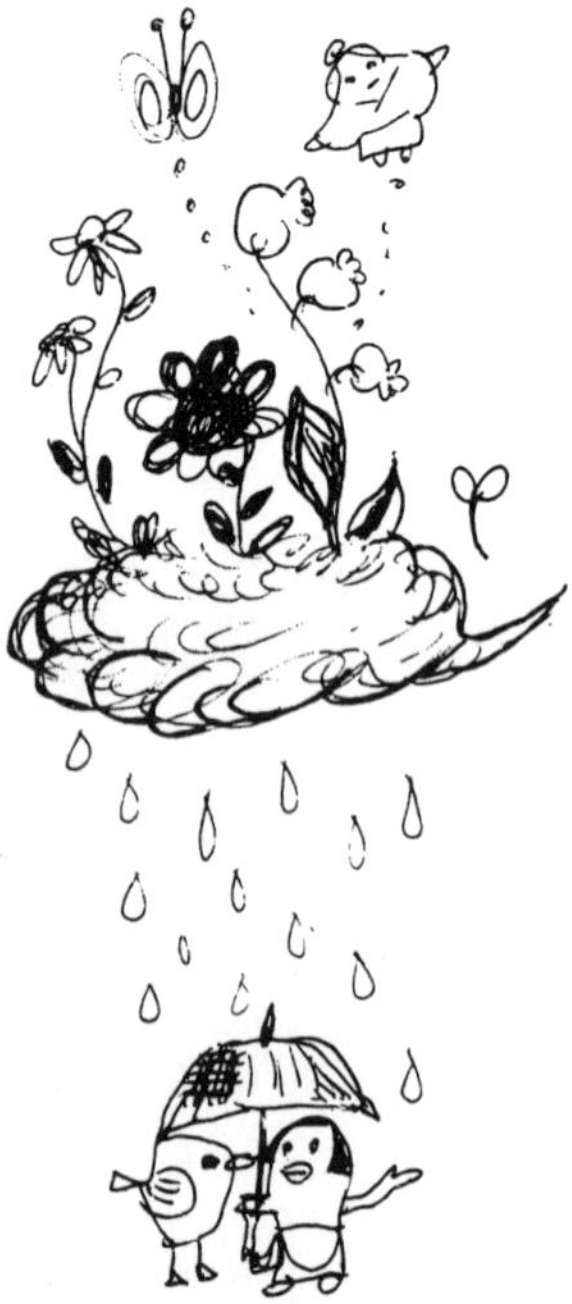

岡田弥生　おかだ　やよい
1954年愛知県岡崎市生まれ。

東京医科歯科大学歯学部、名古屋大学大学院医学研究科（口腔外科学専攻）卒業。

受け手の側から歯科医療を良くしていくことを目指して「草の根歯科研究会」を主宰。

杉並区の保健所に勤務。早期退職後、健診クリニックを開設するが、保険非適用・訪問専門のため、非常勤の歯科医院で保険診療を行っている。

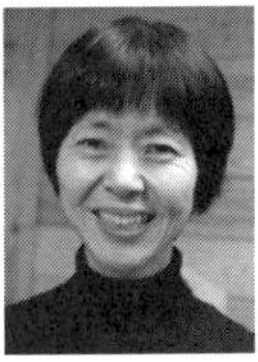

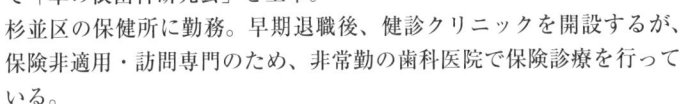

岡田やよい歯科健診クリニック
166-0012　東京都杉並区和田2-26-3-2306　☎電話03(5340)9282
メール：yayoiokada@pcsu.mfnet.ne.jp, ys552306@ezweb.ne.jp

主な著書
『おいしく・生きる』『高齢期の口腔ケア』『むし歯って みがけば とまるんだヨ――削って詰めるなんて もったいない！』

シニアのための口腔ケア
――いつでもどこでもブクブクうがい

2018年7月1日　初版発行

著　書　岡田弥生
表紙カバー／本文・絵　たかくあけみ
装　丁　宮部浩司
発行者　羽田ゆみ子
発行所　梨の木舎
〒101-0061
東京都千代田区三崎町2-2-12 エコービル1階
TEL 03(6256)9517
Fax 03(6256)9518
eメール　info@nashinoki-sha.com
DTP　具羅夢
印刷所　株式会社 厚徳社

梨の木舎の本

傷ついたあなたへ
——わたしがわたしを大切にするということ　5刷

NPO法人・レジリエンス 著
A5判/104頁／定価1500円＋税

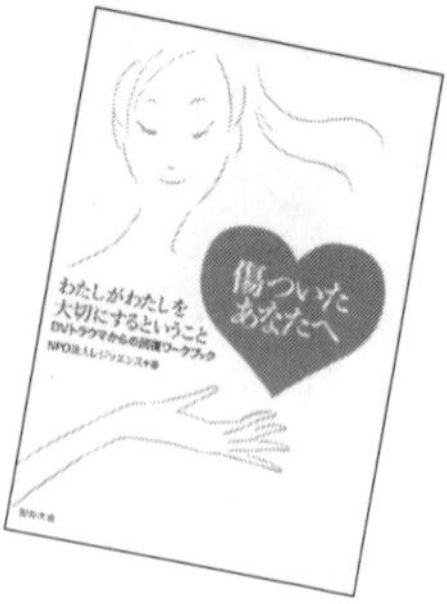

◆ＤＶは、パートナーからの「力」と「支配」です。誰にも話せずひとりで苦しみ、無気力になっている人が、ＤＶやトラウマとむきあい、のりこえていくには困難が伴います。
◆本書は、「わたし」に起きたことに向きあい、「わたし」を大切にして生きていくためのサポートをするものです。

978-4-8166-0505-5

傷ついたあなたへ 2
——わたしがわたしを幸せにするということ　2刷

NPO法人・レジリエンス 著
A5判／ 85頁／定価1500円＋税

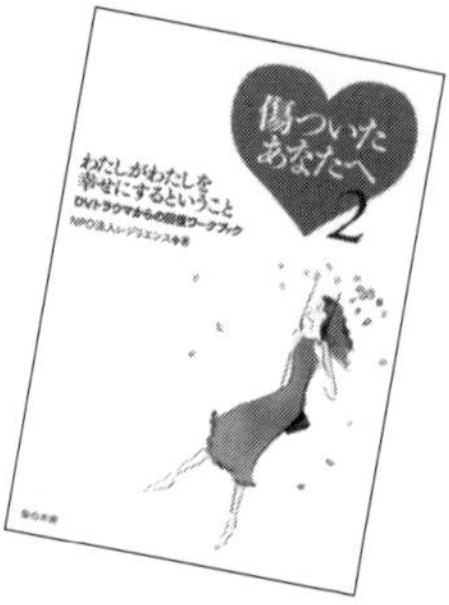

ロングセラー『傷ついたあなたへ』の２冊目です。Ｂさん（加害者）についてや、回復の途中で気をつけておきたいことをとりあげました。◆あなたはこんなことに困っていませんか？　悲しくて涙がとまらない。どうしても自分が悪いと思ってしまう。明るい未来を創造できない。この大きな傷つきをどう抱えていったらいいのだろう。

978-4-8166-1003-5

マイ・レジリエンス　2刷
——トラウマとともに生きる

中島幸子 著
四六判／ 298頁／定価2000円＋税

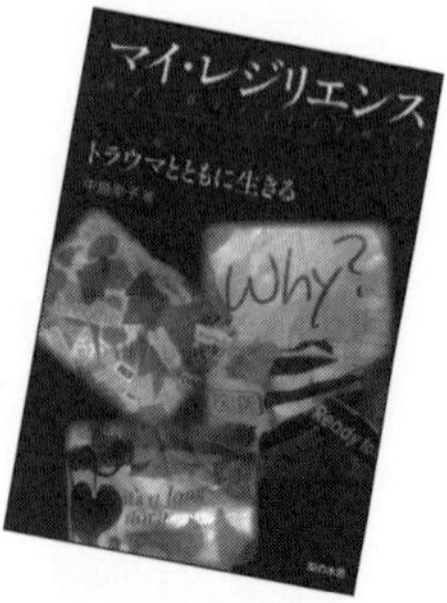

DVをうけて深く傷ついた人が、心の傷に気づき、向き合い、傷を癒し、自分自身を取り戻していくには長い時間が必要です。４年半に及ぶ暴力を体験し、加害者から離れた後の25年間、PTSD（心的外傷後ストレス障害）に苦しみながらうつとどう向き合ってきたか。著者自身のマイレジリエンスです。

978-4-8166-1302-9

愛する、愛される【増補版】
――デートDVをなくす・若者のためのレッスン7

山口のり子・アウェアDV行動変革プログラムファシリテーター 著
A5判／ 128頁／定価1200円＋税

◉目次　1章 デート DV ってなに?／2章 DVは力と支配／3章 もしあなたが暴力をふるっていたら?／4章 もしあなたが暴力をふるわれていたら?／ 5 章 女らしさ・男らしさのしばりから自由に／6 章 恋愛幻想
【増補】 今どきの若者たちとデート DV

愛されていると思い込み、暴力から逃げ出せなかった――
◆愛する、愛されるって、ほんとうはどういうこと？

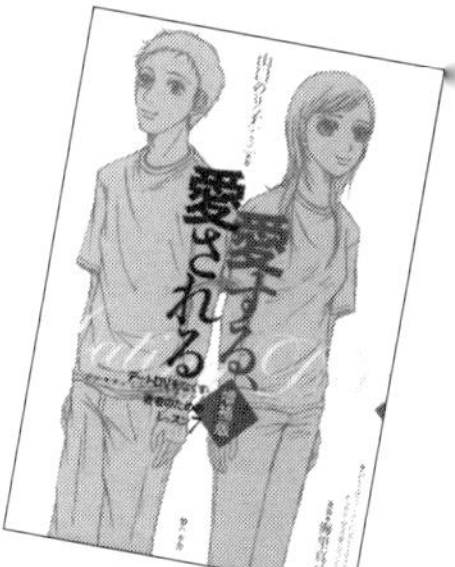

978-4-8166-1701-0

愛を言い訳にする人たち
――DV加害男性700人の告白

山口のり子 著
A5判/192頁／定価1900円＋税

◉目次 1章 DVってなんだろう?／2章 DVは相手の人生を搾取する／3章 DV加害者と教育プログラム／4章 DV加害者は変わらなければならない／5章 社会がDV加害者を生み出す／6章 DVのない社会を目指して
◆加害者ってどんな人?　なぜDVするの?　加害男性の教育プログラム実践 13 年の経験から著者は言う、「DVに関係のない人はいないんです」

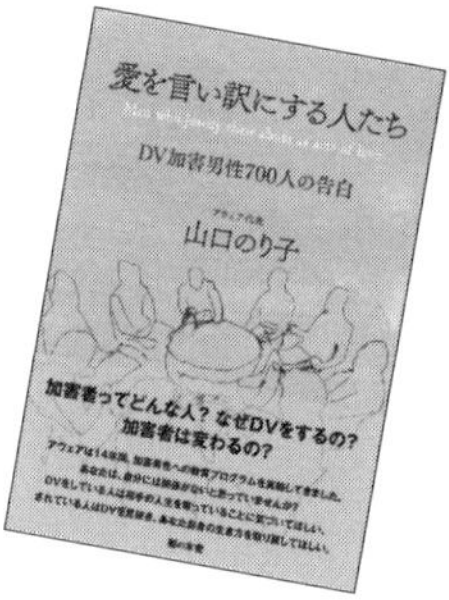

978-4-8166-1603-3

子どものグリーフを支えるワークブック
――場づくりに向けて

NPO法人子どもグリーフサポートステーション 編著　高橋聡美 監修
B5判／ 110頁／定価1800円＋税

このワークブックは子どものグリーフプログラムの実施に向けて、実践者養成のために作成されたものです。ワークブックを通して、大切な人を亡くした子どもたちのことやあなた自身のグリーフの理解を深め、それぞれのグリーフに優しい生き方を探してみましょう。
◉目次　1. 子どもにとっての死別体験／2. ファシリテーションというよりそい方／3. ファシリテーションを支えるスキル／4. グリーフプログラムの実践／ 5. スタッフのケア／ 6. グリーフプログラムにおけるディレクターの役割

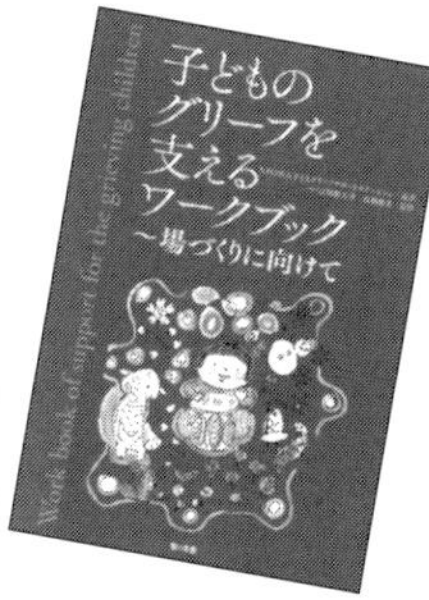

978-4-8166-1305-0

むし歯ってみがけばとまるんだヨ　5刷

――削って詰めるなんてもったいない!

歯科医師・岡田弥生・著　　たかくあけみ・絵

四六判／190頁／定価1500円＋税

◉目次　知ってほしいこと――虫歯についてのまちがった思い込み
気をつけてほしいこと――削らないためのむし歯対策
考えてほしいこと――あるべきサービスを提案しましょう

　むし歯はとまる、とまっていれば大丈夫！杉並で20年間歯科医をつとめた岡田先生が、お母さん、お父さん、おばあちゃん、おじいちゃんへつたえるむし歯で削らないためのスキルとインフォメーション。

　一家に1冊、プレゼントにも、歯の育児書です。

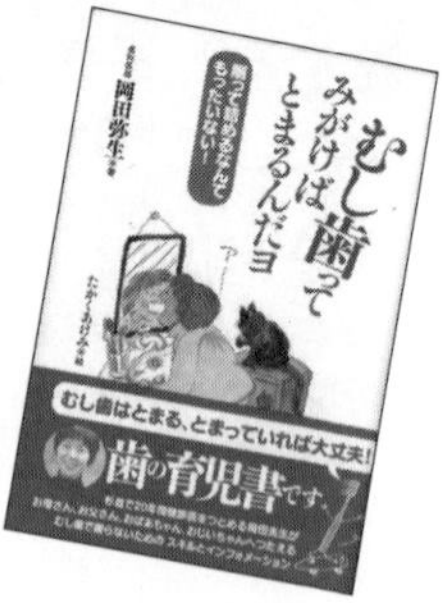

978-4-8166-0802-5

教科書に書かれなかった戦争

㊳過去から学び、現在に橋をかける

――日朝をつなぐ35人、歴史家・作家・アーティスト、

A5判　並製／196頁／定価1800円＋税

◉目次　1 自分で考え、生きていくということ／2 気づきのために対話を重ねる／3 声をあげ、行動しよう／4 抑圧されている人の側で／5 過去の歴史に向き合うこと／6 助けたり、助けられたり、ほんとうの友だちとして

「いま発言しないで、いつ発言するのか」　辺見　庸

斎藤美奈子／三浦綾子／平山郁夫／網野善彦／石川逸子／丸木　俊／海老名香葉子／小田　実／三國連太郎／山田洋次／渡辺淳一／辺見　庸　など

日朝をつなぐ35人へのインタビュー。

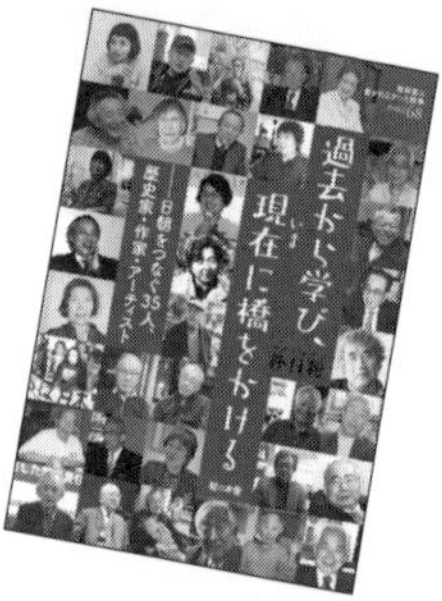

978-4-8166-1802-4

㊱歴史を学び、今を考える　2刷

――戦争そして戦後

著者：内海愛子・加藤陽子

A5判／160頁／定価1500円＋税

◉目次　1部　歴史を学び、今を考える／それでも日本人は「戦争」を選ぶのか? 加藤陽子／日本の戦後――少数者の視点から 内海愛子／2部　質問にこたえて／「国家は想像を超える形で／国民に迫ってくる場合があります」 加藤陽子／「戦争も歴史も身近な出来事から考えていくことで社会の仕組みが見えてきます」内海愛子／資料　①英米共同宣言／②開戦の詔書／③『内外商業新報』1941年12月9日より／④『朝日新聞』1941年12月9日より／⑤敵国および断交国一覧／⑥連合国共同宣言／⑦カイロ宣言／⑧ポツダム宣言／⑨南方の連合国軍陸軍兵力概算表／⑩終戦の詔書／⑪日本軍の武装解除　など

978-4-8166-1703-4